AF290298

Marco Kämmerling

Praxis-Wissen für den Praxis-Alltag

Ein Ratgeber für Physiopraxis-Inhaber

Hinweis: Zur besseren Lesbarkeit wird das generische Maskulinum verwendet. Die verwendeten Personenbezeichnungen beziehen sich – sofern nicht anders gekennzeichnet – auf alle Geschlechter.

Druck und Distribution im Auftrag des Autors/der Autorin: tredition GmbH, Heinz-Beusen-Stieg 5, 22926 Ahrensburg

ISBN

Paperback   978-3-384-35562-1

Inhaltsverzeichnis

STARKE FÜHRUNG

Inhaber in der Sinnkrise: Helfen Sie erst sich, dann anderen!

Vielleicht kommt Ihnen diese Geschichte bekannt vor: Sie arbeiten als Physiotherapeut und haben einen Traum - die Selbstständigkeit. Sie treibt der Wunsch an, als selbstbestimmter Physiotherapeut anderen Menschen zu helfen und mit einer eigenen Praxis etwas Herausragendes zu schaffen. Gleichzeitig erhoffen Sie sich mehr Freizeit und finanzielle Freiheiten durch Ihre Selbstständigkeit. Doch leider holt einen die Realität schneller ein als gedacht...

Sind Sie bereits selbstständiger Physiotherapeut? Dann fühlen Sie sich vielleicht jetzt aufgrund ihres eigenen Werdegangs angesprochen. Angetrieben vom Wunsch nach Selbstständigkeit, suchten Sie sich eine geeignete Immobilie, kündigten ihren Angestelltenjob, starteten mit Ihrer eigenen Praxis und stellten mit der Zeit ein paar Mitarbeiter ein. Die ersten Jahre vergingen, Sie lebten Ihren Traum, aber eines hat sich bis heute nicht annähernd erfüllt: der Wunsch nach (finanzieller) Freiheit und mehr Freizeit.

Die Engpässe des Praxisalltags wurden zu großen Herausforderungen: steigende Kosten, fehlende Strukturen, Probleme bei der Mitarbeitergewinnung und kaum noch Zeit für sich selbst. Nicht wenige Praxisinhaber fragen sich irgendwann: „Warum tue ich mir das alles an?"

Und glauben Sie mir, das ist keineswegs ein Einzelfall! Wenn Sie sich in der beschriebenen Situation wiederfinden, so kann ich

Ihnen aus meiner Beratungserfahrung sagen, dass es vielen Praxisinhabern so ergeht. Diese Erkenntnis mag Sie vielleicht beruhigen, doch löst allerdings keineswegs Ihr Problem. Doch schon vielen Praxisinhabern wurde aus dieser misslichen Lage geholfen. Also warum sollte es dann nicht auch bei Ihnen funktionieren?

Es liegt an IHNEN!

Entweder Sie wachsen als Persönlichkeit mit Ihrem Unternehmen und haben Erfolg. Oder das Unternehmen wächst Ihnen über den Kopf hinaus und Sie gehen unter! Sie haben die Wahl.

Der Weg zum erfolgreichen Physio-Unternehmer ist der Weg zu einem souveränen und selbstbestimmten Unternehmersein. Viele selbstständige Physiotherapeuten wurden mit der Gründung einer Praxis zum Inhaber, haben aber nie den Schritt über die Selbständigkeit hinaus zum Unternehmer und Geschäftsführer gemeistert. Warum? Weil es ihnen schlichtweg nicht beigebracht worden ist.

Mir geht es gerade aber keineswegs um die Vermittlung des Handwerkszeugs einer Führungskraft und ihren operativen Aufgaben. Die braucht es natürlich auch, doch das ist eine andere Geschichte. Ich will mit meinem Ratgeber früher ansetzen. Mir geht es um Ihr Mindset, damit Sie zum erfolgreichen Physio-Unternehmer werden.

Durch meine Unterstützung und die meines Teams wurden bereits mehrere Hundert Unternehmer in die Lage versetzt, ihre Arbeitszeit so zu gestalten, wie sie es sich wünschen. Nebenbei ist es ihnen gelungen, ihre Gewinne zu erhöhen, um finanzielle

Freiheit zu erlangen und ihre Mitarbeiter gut zu bezahlen. Aber noch viel wichtiger: Endlich ist für sie das Unternehmersein das geworden, was es immer sein sollte:

„eine Lebensform mit allen Freiheiten, die sie sich wünschen."

Natürlich bedeuten diese Freiheiten für jeden etwas anderes. Was sind denn Ihre Wünsche?

Die 3 Elemente zur (Selbst-)Führung

Wer andere führen will, muss sich zunächst selbst führen können. Auch wenn diese Tatsache unmittelbar einleuchtet, ist sie gar nicht so leicht umsetzbar. Aber wer das nicht kann, der brennt irgendwann aus! So etwas nennt man Burn-out.

Zunächst müssen Sie sich bewusstwerden, was es heißt, sich selbst zu führen. Dafür brauchen Sie eine gute Selbstreflexion. Wenn Sie diese (noch) nicht entwickelt haben, dann brauchen Sie gute Vertraute/Berater, die Sie und Ihr Unternehmen von außen reflektieren.

(Selbst-)Führung setzt sich aus 3 Elementen zusammen:

GRAVITAS: Übersetzt bedeutet das lateinische Wort „Schwere, Gewicht" und gemeint ist hier im übertragenen Sinne eine Erdung. Sie müssen für sich wissen: „Hier gehöre hin. Ich kenne meinen Weg in diesem Unternehmen. Ich weiß, WARUM ich das mache." Haben Sie diese Erdung? Und strahlen Sie diese auch aus? Sind Sie geerdet, dann sind es auch Ihre Mitarbeiter, Ihre Patienten, Ihre Kunden. Mit dem Wissen um die Sinnhaftigkeit

Ihrer Unternehmung wirken Sie automatisch souverän und glaubwürdig.

CHARISMA: Jeder ist charismatisch! Das haben wir alle schon als Kind bewiesen. Kinder schaffen es, Freude und Begeisterung für Dinge auszustrahlen, die sie interessieren und die sie glücklich machen. Eine tolle Eigenschaft, die jedem ein Lächeln auf die Lippen zaubert. Im Laufe unseres Lebens geht das Charisma häufig verloren, weil wir uns als Erwachsene nur noch selten (zu)trauen, Gefühle über unsere Mimik, unsere Gesten, unsere Stimme etc. mit unserer Umwelt zu teilen. Doch als Führungskraft müssen Sie – insbesondere die positiven Gefühle für Ihre(n) Beruf(ung) – in Ihr Arbeitsumfeld ausstrahlen. Als Erwachsener kennt man es, wenn wir uns frisch verlieben. Dann wird sämtlicher Staub abgeworfen und unser Charisma tritt wieder zum Vorschein. Also verlieben Sie sich neu! In sich selbst! In Ihr Unternehmen! In Ihre Branche! Mit einem neuen Blick auf die Dinge gelingt Ihnen dies kinderleicht.

HUMOR: Humor bedeutet nicht unbedingt Spaß. Vielmehr meine ich eher diese innere Distanz, die es braucht, um über sich selbst lachen zu können. Also bewahren Sie sich eine gewisse heitere Gelassenheit. Sehen Sie Probleme nicht als Weltuntergang, sondern als Herausforderung. Sehen Sie Fehler nicht als Niederlage, sondern als Erfahrungsschatz. Auch das wird dafür sorgen, dass Sie Freude und Souveränität ausstrahlen – und all das wirkt anziehend auf die Menschen in Ihrem Umfeld.

Mit diesen Grundvoraussetzungen in Ihrer Persönlichkeit gelingt es Ihnen, sich und andere zu führen. Diese Eigenschaften sollten bei guten Führungskräften vorhanden sein, um ihnen ein gutes

Fundament für die Bewältigung der Aufgaben und Herausforderungen eines Unternehmens zu geben.

Die 5 Kernaufgaben der Geschäftsführung

Für den unternehmerischen Erfolg müssen auch die Kernaufgaben einer guten Geschäftsführung verstanden, berücksichtigt und beherrscht werden. Dazu betrachten wir Führung erst einmal etwas „grober", indem wir für die Geschäftsführung folgende 5 Hauptaufgaben festlegen:

1. Ideen sammeln: Egal ob Sie gerade erst zum Unternehmer geworden sind oder ob Sie schon lange im Geschäft sind, bleiben Sie hungrig nach neuen Ideen. Machen Sie einmal Folgendes: Unabhängig davon, wo Sie gerade dieses Buch lesen, schauen Sie sich um. Fast alles, was Sie sehen, war erst einmal nichts weiter als eine Idee. Nichts davon gab es vorher schon, bis eines Tages jemand mit dieser Idee aufwachte und sie in die Tat umsetzte. Ich möchte es so ausdrücken: Ideen regieren die Welt! Will eine Führungskraft Vorbild sein, dann müssen von ihr regelmäßig neue Impulse ausgehen. Oder sie hat einen externen Impulsgeber dafür, der sich in der Branche auskennt. Wächst Ihr Unternehmen nicht mit Ihren Ideen, dann ist es zum Stillstand und zum Untergang verurteilt. Dass auf Ideen auch Taten folgen müssen, darüber möchte ich später mit Ihnen sprechen.

2. Ein bewusster Kommunikator sein: Grundlage jeder Unternehmung ist Kommunikation, aber nicht irgendeine

Kommunikation. Wenn Sie nicht zielgerichtet, deutlich und verständlich sowie verständnisvoll – viele sagen auch S.M.A.R.T. – mit Ihren Mitarbeitern kommunizieren, dann dürfen Sie dies auch nicht von Ihren Mitarbeitern gegenüber Ihren Patienten und Kunden erwarten. Auch untereinander oder mit Ihnen selbst werden Ihre Mitarbeiter nur dann so mit Ihnen kommunizieren, wenn Sie es vorleben. Sie legen als Unternehmer die Qualitätsstandards der Unternehmenskommunikation fest. Damit befähigen, motivieren und bemächtigen Sie Ihre Mitarbeiter auch dazu, im Sinne des Unternehmens zu kommunizieren: sei es der Umgang mit Ausfallhonoraren an der Rezeption oder die Empfehlung der aktiven Trainingstherapie durch die Therapeuten. Es ist Ihre Aufgabe als Führungskraft dafür zu sorgen, dass diese Prozesse an die Bedürfnisse des Unternehmens angepasst sind. Sicherstellen lässt sich dies zum Beispiel durch strukturierte Meetings, schriftliche Leitfäden, digitale Hilfsmittel oder regelmäßige Schulungen.

3. Verständnis schaffen: Nicht nur Sie selbst müssen verstehen lernen, was unternehmerisches Handeln bedeutet, sondern vor allem auch Ihre Mitarbeiter. Dazu müssen Sie Ihre Mitarbeiter in das „Warum" Ihrer Entscheidungen und Strategien einweihen. Das bedeutet nicht, dass Sie Ihre Mitarbeiter um Zustimmung für Ihre Entscheidungen bitten sollten. Aber Sie müssen ihnen die Grundlagen Ihrer Entscheidung zu verstehen geben und erklären, weshalb Sie diese so und nicht anders treffen,

damit Ihre Mitarbeiter diese auch mittragen und in Ihrem Sinne vertreten.

4. Empowerment: Die Bemächtigung und Befähigung Ihrer Mitarbeiter ist entscheidend für den unternehmerischen Erfolg, denn nur mit deren Engagement wächst das Unternehmen. Dies setzt Ihr Vertrauen in die Mitarbeiter voraus und den Mut loszulassen. Denn in vielen ist der Gedanke „selbst und ständig" so tief im Inneren verankert, dass sie die meisten Aufgaben am liebsten selbst in die Hand nehmen: die Abrechnung, die Buchhaltung, die Therapie... denn keiner kann es besser als Sie. Das mag vielleicht sein, aber es führt Sie nicht zur gewünschten Freiheit. Stattdessen befähigen, bemächtigen und vertrauen Sie Ihren Mitarbeitern, damit diese Aufgaben ohne Sie erledigen. Nur dann sind Sie wahrlich frei und Ihr Unternehmen ist auch unabhängig von Ihnen als Person.

5. Execution: Die Führungsverantwortung liegt natürlich weiter bei Ihnen, sofern es keine anderen Führungskräfte gibt. Als Geschäftsführer müssen Sie die Bedürfnisse des Unternehmens strategisch berücksichtigen. Ein Unternehmen braucht nicht nur personelle Unabhängigkeit, ausreichend liquide Mittel, sondern auch eine strategische Zukunftsplanung und eine schnelle Reaktionsfähigkeit in Ausnahmesituationen. Auf all das kann eine (Geschäfts-)Führung aber auch nur dann eingehen, wenn sie sich Zeit für diese Aufgaben nimmt. Wenn Sie als Inhaber lieber an der Bank stehen, dann ist das natürlich auch vollkommen in Ordnung. Denn das

Unternehmen sollte Ihnen diese Freiheit auch ermöglichen. Jedoch gilt es dann jemand anderen dazu zu befähigen, zu bemächtigen und zu vertrauen, die Aufgaben der Unternehmensführung abzubilden und die Entscheidungen für das Unternehmen zu tragen.

Mit diesem kurzen Einblick in die „Welt der guten Führung" möchte ich Sie als Inhaber oder Führungskraft ermutigen, einmal kritisch in die Selbstreflexion zu gehen. Und wenn mal einen Blick von außen benötigen, dann freue ich mich, wenn mein Team und ich Sie bei diesem Prozess zum Unternehmer begleiten dürfen. Welcher Weg dabei zu gehen ist, dazu möchte ich Ihnen im nächsten Abschnitt einige Hinweise an die Hand geben.

Vom Physiotherapeuten zum Unternehmer

Lange Wartelisten für Patienten, zu wenig Therapeuten, als Chef selbst noch mit 40 Stunden pro Woche an der Bank stehen und ständig „Feuerwehr" spielen müssen, sobald mal ein Mitarbeiter ausfällt oder krank wird. Praxisinhaber haben es nicht leicht, vor allem wenn der Schritt vom Praxisinhaber zum Praxis-Unternehmer noch nicht erfolgt ist. Doch was kann man tun, bevor der alltägliche Stress einen zu sehr auslaugt und an den physischen und psychischen Kräften zehrt?

Der Ursprung Ihres Problems lässt sich auf einen wesentlichen Unterschied zurückführen: Selbstständigkeit vs. Unternehmertum. Für die meisten hat die Reise mit einem Sprung ins kalte Wasser begonnen, denn anfangs sind Sie nicht nur selbst und ständig, sondern auch ihr bester – und einziger – Mitarbeiter! Sie selbst kennen und können vieles sehr gut, denn den Nachweis für Ihre berufliche Kompetenz haben Sie meist schon jahrelang zuvor als hervorragende Fachkraft erbracht. In der neu erlangten Selbstständigkeit gehen Sie jedes Problem lösungsorientiert an, Sie können länger und härter arbeiten als je zuvor. Ihre Mühe zahlt sich aus und der Erfolg gibt Ihnen recht: Sie erzielen mehr Umsatz, mehr Gewinn, bekommen mehr Mitarbeiter, mehr Patienten, mehr Kunden, mehr Räumlichkeiten... Ihr Unternehmen ist gewachsen!

Aber was ist mit Ihnen? Verändern Sie sich in derselben Geschwindigkeit wie Ihr Unternehmen? Werden Sie zur Führungspersönlichkeit? Oder machen Sie nach wie vor in jedem Bereich mit? Sind Sie immer noch der beste Therapeut, der beste Rezeptionist, der beste Trainer, der Fähigste für die Abrechnung?

Natürlich ist da auch etwas Wahres dran, denn Sie können und wissen (vermutlich) viele Dinge am besten, denn Sie haben das Unternehmen schließlich zum Erfolg geführt, oder?

Ja, sicher! Das stimmt. Aber mit dem Unternehmenswachstum wachsen auch die Herausforderungen und die Bedürfnisse Ihres Unternehmens, Ihrer Mitarbeiter und auch Ihre persönlichen Bedürfnisse. Deshalb ist es nun Zeit, Ihre persönliche Weiterentwicklung genauso voranzutreiben. So sollten Sie sich einmal ehrlich die Frage stellen: „Bin ich jetzt ein Unternehmer?"

Viele Praxisinhaber trauen sich den Schritt zum Unternehmer leider nicht und bleiben im Hamsterrad aus operativen Tätigkeiten stecken. Gebremst werden Sie durch die Angst vor Kontrollverlust, aber auch durch die Unsicherheit, was sie als „Unternehmer" denn genau zu tun haben. Dabei sollten Sie sich helfen lassen, denn niemand wird zum Unternehmer geboren (auch wenn andere einem das gerne weismachen wollen). Was es zum Unternehmertum braucht, dazu habe ich im nächsten Abschnitt ein paar Tipps zusammengestellt.

Was muss ich als Unternehmer tun?

1. Zeit für die Unternehmensführung

Egal, ob Sie 5 oder 50 Mitarbeiter beschäftigen, jeder Praxisinhaber muss sich ausreichend Zeit für die Unternehmensführung nehmen, wobei der Umfang nicht unbedingt mit der Anzahl der Beschäftigten zusammenhängt. Oft fragen mich die Unternehmer, wie viel Zeit denn ausreicht, um Ihrer Führungspflicht nachzukommen. Das lässt sich leider nicht pauschalisieren. Eines steht aber fest: Je besser Sie die Strukturen in der Unternehmensführung aufgebaut haben, desto weniger Zeit benötigen Sie. Dann setzen Automatismus und Routine ein, die Sie effizienter arbeiten lassen. Liegen aber noch keine Strukturen und Systeme vor, werden Sie für den Aufbau, die Implementierung und die kontinuierliche Umsetzung der Unternehmensführung erst einmal mehr Zeit investieren müssen. Und mit Unternehmensführung meine ich keineswegs Arbeiten wie die Abrechnung, die Buchführung oder das Bearbeiten von E-Mails. Das sind Aufgaben der „Verwaltung". Vielmehr steht als Unternehmer bei Ihnen die Weiterentwicklung Ihrer Unternehmensprozesse und Ihrer Mitarbeiter auf dem Tagesplan. Aber warum nehmen sich viele Praxisinhaber nicht die Zeit, diese Weiterentwicklung in Angriff zu nehmen? Weil die Terminbücher voll sind und die Patienten Hilfe brauchen. Dazu kommt die Angst, dass man ja nur an der Bank „produktiv" zum Umsatz beiträgt und dies ja dann wegfällt. Aber auch hier gilt: Erst müssen die Helfer sich selbst helfen! Als Inhaber müssen sie den Wachstumsschmerz aushalten, wenn Sie sich mehr aus dem operativen Geschäft zurückziehen und sich mehr Ihrer Aufgabe als Unternehmer widmen möchten. Glauben Sie mir: Sobald die Strukturen und Prozesse stehen arbeiten Sie wieder mit mehr Freude, Kraft und Leichtigkeit.

2. Vision, Mission, Werte und Leitbild definieren

Wer nicht weiß, welchen Hafen er ansteuert, für den ist kein Wind günstig, für den ist kein Matrose richtig, für den ist kein Schiff geeignet. Sie selbst haben das Unternehmen mit Ihrer unverwechselbaren Persönlichkeit erschaffen. Doch nun müssen andere Menschen in diesem Unternehmen arbeiten. In Ihrem Unternehmen. Und das nach Ihren Wünschen und Vorstellungen beziehungsweise im Sinne der DNA Ihres Unternehmens. Deshalb ist es so entscheidend, dass Sie Ihrem Unternehmen sowie allen Akteuren in Ihrem Unternehmen ein WARUM und ein WIE geben. Jeder Ihrer Mitarbeiter muss die DNA Ihres Unternehmens verstehen, danach handeln, sodass dies im Miteinander im Unternehmen gelebt wird. Und am besten lassen Sie diese DNA – Vision, Mission, Werte, Leitbild – gemeinsam mit Ihrem Team erarbeiten. So geben Sie Ihren Mitarbeitern die Chance mehr Selbstständigkeit und Eigenverantwortung zu übernehmen.

3. Strategische Planung

Vision, Mission, Leitbild und Werte dienen Ihrer Unternehmung nun als Fundament für Ihre strategische - und am Ende auch operative - Planung. Ihre strategische Planung soll also die Vision des Unternehmens wahr werden lassen. Dabei ist es wichtig, dass Sie in diesem Prozess Ihr Unternehmen aus allen Blickwinkeln betrachten: Welche äußeren Einflüsse müssen beachten werden? Welche Interessengruppen – Mitarbeiter, Patienten, Kunden, Partner… - gilt es zu berücksichtigen? Welche Ressourcen in Form von Zeit, Geld, Konzentration stehen zur Verfügung? Wenn Sie diesen Prozess der strategischen Planung professionell durchführen wollen, dann sollten Sie auf Hilfe von außen zurückgreifen. Denn Betriebsblindheit und die Limitierung der Vorstellungskraft aufgrund von „lediglich" eigenen Erfahrungen können diese Aufgabe enorm beeinflussen. Natürlich kostet all das Zeit, Geld und Kraft. Aber damit erreichen Sie die nächste Etappe auf der Reise zum Unternehmer. Und ab dann fällt Ihnen jeder weitere Schritt leichter, weil Sie nun das Erfolgserlebnis verspüren, dass Sie Ihr Unternehmen in die richtige Richtung ausrichten und zukunftssicher positionieren.

4. Organisation von Energie und Wachstum

Energie ist all das, was das Unternehmen aufnimmt, um zu wachsen: Begeisterung der Patienten und Kunden, enthusiastische und engagierte Mitarbeiter, starker Kapitalfluss, die öffentliche Aufmerksamkeit und vieles mehr! Ihre Aufgabe als Unternehmer ist es, sich permanent um den Zufluss dieser Energie zu kümmern und diese zu lenken sowie zu steuern.

Wachstum ist im Grunde etwas, dass sich jeder für sein Unternehmern wünscht. Aber Wachstum um des Wachstumswillen ist selten gut für ein Unternehmen. Es ist Ihre Aufgabe klare Systeme und Strategien zu erstellen, innerhalb derer sich das Wachstum entfalten kann. Sie kanalisieren es so zusagen. In unserer Dienstleistungsbranche heißt das, dass insbesondere Ihre Mitarbeiter spezielle Konzepte und Spielregeln benötigen, an denen Sie sich orientieren können. Tun Sie dies nicht, verliert Ihr Unternehmen die Einheitlichkeit sowie Zielorientiertheit und beginnt unkontrolliert „zu wuchern". Deshalb muss auch Wachstum geplant, strukturiert und organisiert sein.

5. Permanente Gewichtsreduktion

Bei Unternehmen sammeln sich im Laufe der Zeit viel an: Informationen, Prozesse, Einstellungen, Leistungen, Routinen, Rituale und so weiter. Aber nicht alles, was sich „angehäuft" hat, dient auch noch dem Zweck des Unternehmens. Wie auch beim menschlichen Körper kostet jedes überflüssige Gramm, das man mit sich herumschleppt, Energie. Bei Ihnen im Unternehmen verbraucht dieser „Ballast" auch Ressourcen. Die Ressourcen des

Unternehmens, aber auch ihre persönlichen Ressourcen! Um dies zu begrenzen, benötigen Sie einen Prozess für eine systematische „Gewichtsreduktion". Dazu sind Sie als Unternehmer gefragt. Prüfen Sie regelmäßige alte Denkmuster, eingefahrene Ablaufprozesse, einstudierte Kommunikationsleitfäden usw. auf Ihre Notwendigkeit, Sinnhaftigkeit und Zielorientiertheit. Ich weiß, je tiefer der Trampelpfad eingetreten ist, desto schwieriger ist es, ihn wieder zu verlassen. Aber dieser neue Pfad lohnt sich für Sie und Ihr Unternehmen!

6. Entwicklung Ihrer eigenen Persönlichkeit

Zur wichtigsten Aufgabe eines Unternehmers gehört die eigene persönliche Entwicklung. Diese wir nach meiner Erfahrung meist am häufigsten vernachlässigt. Denn sie hat sehr viel mit Selbstreflexion zu tun. Wer bin ich? Wer will ich werden? Was ist mir besonders wichtig? Welche Werte habe ich und will ich leben? In welchem Zusammenhang stehen diese Werte mit meinem Unternehmen und/oder meinem Verhalten gegenüber Mitarbeitern, Patienten und Kunden? Oft ist das Unternehmen ein Spiegelbild der Unternehmerpersönlichkeit. Sie stehen im Laufe der Zeit immer wieder vor neuen Herausforderungen: Fachliche sowie soziale Aufgaben beschäftigen Sie genauso wie Fragen nach der Sinnhaftigkeit Ihres Tuns und nach Ihren Werten, Einstellungen und Glaubenssätzen. Diese Fragen und Probleme müssen Sie für sich genauso zielorientiert angehen wie alle anderen strategischen und organisatorischen Aufgaben. Wenn Ihr Unternehmen wächst, gibt es nur zwei Möglichkeiten: Entweder Sie wachsen mit und Sie ernten Erfolg, Freude und Freiheit oder Ihr Unternehmen wächst Ihnen über den Kopf und Sie geben jeden Tag ein Stück von sich selbst auf.

Im ersten Moment hört es sich das Unternehmersein nach viel Arbeit an. Doch sobald Sie eine klare Vorstellung von dem „Warum" und „Wie" im Unternehmen haben, können Sie Aufgaben delegieren, Verantwortungen übertragen und Ihre Zeit sinnvoller nutzen. Bauen Sie auf automatisierte Systeme, verantwortungsbewusste Mitarbeiter oder spezialisierte Dienstleister sowie Berater. All das gibt Ihnen Ihre wohlverdiente Freiheit zurück.

Ich hoffe, meine Tipps haben bei Ihnen die Neugierde und Lust geweckt, sich zu hinterfragen und ins Handeln zu kommen! Um sich konstruktiv und kritisch mit den beschriebenen Inhalten auseinanderzusetzen, betrachten Sie Ihr Unternehmertum einfach als existenzielle Säule Ihrer Gesundheit sowie Ihres Lebens. Wenn Sie Unterstützung hierbei benötigen, kontaktieren Sie mich und mein Team und wir finden gemeinsam den richtigen Weg aus der Warteschleife.

Was braucht eine Führungskraft? Sieben Eigenschaften guter Führung

Zu Beginn stelle ich gleich mal eine gewagte Hypothese auf: Viele von Ihnen sind Inhaber, einige davon Unternehmer, aber die wenigsten sind eine Führungskraft! Aber wissen Sie was? So gewagt ist diese Hypothese gar nicht, denn in der Therapiebranche sieht es nun mal wie folgt aus: Man ist als Therapeut gut in dem, was man gelernt hat. Man ist also ein herausragender Therapeut. Dann macht man sich selbstständig und das Unternehmen wächst. Schneller als man denkt, hat man Mitarbeiter unter sich, unter Umständen sogar eine zweite Führungsebene. Aber damit wachsen nicht automatisch die Führungsfähigkeiten mit. Also werden wir in diesem Kapitel darüber sprechen, was Sie als Führungskraft brauchen, was Ihnen helfen kann und was unter Delegation zu verstehen ist.

Aber was bedeutet „Führung" im Unternehmen? Führung beinhaltet das Steuern einer Gruppe von Menschen mit einem gemeinsamen Ziel, wodurch entsprechende Menschen motiviert, ihre Aufgaben koordiniert sind und die Effizienz sowie Leichtigkeit der Tätigkeiten erhöht werden. Der Zweck Ihrer Führung ist also Motivation, Koordination, Effizienz und Leichtigkeit.

Nach meiner Erfahrung als Führungskraft, aber auch in der Reflexionsarbeit mit vielen Führungskräften in der Gesundheitsbranche haben sich für mich sieben unentbehrliche Eigenschaften von Führung herauskristallisiert, die dem zuvor genannten Zweck dienlich sind:

1. Konzentration auf das Eine

Multitasking klingt verlockend und natürlich kann es von Vorteil sein, wenn man verschiedene Dinge gleichzeitig erledigen kann. Allerdings sollten Sie das als Führungskraft tunlichst vermeiden. Niemand ist in der Lage, mehrere Dinge gleichzeitig zu erledigen und bei allen das beste Resultat zu erzielen. Aber was bedeutet das für Ihr Business, bei dem so viele verschiedene Aufgaben anfallen? Sie müssen sich gut organisieren. Sie wollen das Controlling vorne an der Rezeption erledigen? Sie möchten mit einem Mitarbeiter ein dringliches Thema zwischen Tür und Angel ansprechen? In diesen Fällen erhält die Aufgabe nicht die „Aufmerksamkeit", die sie verdient. Begeben Sie sich an einen ungestörten Ort, schalten Sie Ihr Handy aus und arbeiten Sie eine Aufgabe nach der anderen ab. Damit sparen Sie Zeit, erledigen die Aufgaben ohne Fehler und schenken ihr die notwendige Aufmerksamkeit.

2. Orientierung am Resultat

Viele Führungskräfte und auch Mitarbeiter sind bei der Arbeit eher am Input bzw. Prozess und nicht am Ergebnis orientiert. Für Sie als Führungskraft sollte allerdings das Resultat die höchste Priorität haben. Denn nur wenn das Ergebnis stimmt, ist das Ziel erreicht. Selbst wenn ein Prozess richtig umgesetzt wird und Ihre Mitarbeiter oder Sie selbst hart daran arbeiten, sich beeilen und sogar Überstunden machen, bedeutet das noch lange nicht, dass das Ergebnis auch zufriedenstellend ist. Ich gebe Ihnen mal zwei konkrete Beispiele: Sie haben einen verständlichen Telefonleitfaden erarbeitet. Alle Rezeptionskräfte gehen diesen lückenlos mit den Patienten durch. Selbst bei Praxisschluss nehmen sie noch ein Telefonat an. Jedoch wird eines der gewünschten Ziele – zum Beispiel die Vermittlung von selbstzahlender Behandlungszeit – nicht erreicht. Ihr Fokus sollte also auf dem Resultat liegen und ob alle Ziele erreicht werden oder nicht. Sie müssen als Führungskraft das Pferd von hinten aufzäumen. Seien Sie vorwiegend – natürlich nicht ausschließlich – auf Resultate fokussiert und beurteilen demnach die Notwendigkeit von Veränderung!

3. Der Beitrag zum Ganzen

In allen Dienstleistungsberufen steigt die Nachfrage nach Spezialisten, sodass es immer mehr davon gibt. Und das ist auch gut so! Allerdings müssen sich selbst Fachkräfte, die Nischen bedienen, in „das große Ganze" einfügen. Der Spezialist, der sich nur für sein Fachgebiet interessiert, ist allein unbrauchbar, wenn die Anschlussfähigkeit fehlt. So wie auf jeder Baustelle müssen Gewerke koordiniert werden, sich untereinander absprechen, ihre Arbeitsschritte aufeinander abstimmen, ihr Produkte aufeinander anpassen und so weiter, um zum Gesamtergebnis zu kommen.

Das Gleiche trifft auch für Ihr Unternehmen zu. Sie müssen als Führungskraft für sich und für Ihre Mitarbeiter verinnerlichen, dass es auf den Beitrag des Einzelnen für das Ganze ankommt. Nur dann bleiben Sie als Team offen, lernfähig sowie innovativ und kommen koordiniert zum bestmöglichen Gesamterfolg.

4. Stärken richtig nutzen

Sie müssen insbesondere auf die Stärken Ihrer Mitarbeiter achten und sie mit den Aufgaben betrauen, die sie damit gut erledigen können. Stärken und Aufgaben sollten bestmöglich gedeckt werden. Das geht selten zu einhundert Prozent, weil eine Position oftmals mehrere Aufgaben beinhaltet. Dennoch sollten Sie darauf achten, die Defizite zumindest zum Mittelmaß zu entwickeln und die vorhandenen Stärken weiter auszubauen und besonders gut einzusetzen. Generell gilt bei dieser Entwicklung einzusehen, ab welchem Punkt jegliche Hilfe, Förderung und Unterstützung keine Wirkung mehr zeigt und die Personalie nicht doch lieber an anderer Position eingesetzt werden sollte, sodass sich ihre Stärken mehr mit den Aufgaben decken. Natürlich gilt auch hier der Grundsatz: Wenn jemand etwas nicht kann, dann können Sie helfen. Wenn jemand etwas nicht will, dann kann

5. Vertrauen schaffen und schenken

Vertrauen entsteht durch Vertrautheit. Dazu müssen Sie und Ihre Mitarbeiter auch Zeit miteinander verbringen. Das muss weder viel sein noch im Privatleben stattfinden, aber es muss regelmäßig im Arbeitsalltag erfolgen. Sie dürfen auf keinen Fall unnahbar sein - im buchstäblichen wie im übertragenen Sinne. Hilfsmittel dafür könnten Meetings, Sprechstunden, Hospitationen oder digitale Kommunikationswege sein.

Wenn die Vertrautheit als Grundlage besteht, dann können Sie das Vertrauen von Mitarbeitenden gewinnen, indem Sie folgende Regeln beherzigen:

- Leben Sie die Dinge vor, die Sie von Ihrem Team erwarten.

- Stehen Sie stets zu dem, was Sie sagen und handeln Sie auch genau so, denn Ihre Mitarbeiter müssen sich darauf verlassen können.

- Geben Sie Fehler zu und nehmen Sie die Konsequenzen auf sich.

- Hören Sie Ihren Mitarbeitern aufmerksam, konzentriert und interessiert zu.

- Schenken Sie Ihren Mitarbeitern Einblick in Ihre Entscheidungsprozesse.

- Trennen Sie sich von Menschen, die dem Team oder dem Unternehmen nicht guttun.

Nicht nur der Vertrauensaufbau gehört zu den wichtigsten Aufgaben einer Führungskraft, sondern auch das Schenken von Vertrauen. Also vertrauen Sie Ihren Mitarbeitern! Ihre Mitarbeiter brauchen das Gefühl, dass Sie Ihnen vertrauen. Das bezieht sich sowohl auf ihre Aufgabenkompetenz, ihre Bereitschaft als auch auf ihre Persönlichkeit. All dies ist auch notwendig, wenn die Delegation gelingen soll, worauf ich später noch näher eingehe.

6. Positive & konstruktive Einstellung

Es ist einfach, nur das Negative zu sehen, beim ersten Auftreten von Widerstand aufzugeben oder Dinge ständig vor sich her zu schieben. Doch das dürfen Sie als Führungskraft nicht. Sie müssen in Fehlern Verbesserungspotenziale sehen, in Widerständen Chancen und in misslungenen Projekten die Erkenntnis, dass es noch andere Wege zum Ziel gibt. Sie sind als Führungskraft ein Vorbild an Motivation, Durchhaltevermögen und Positivität. Das heißt nicht, dass Sie keine Fehler ansprechen dürfen, auf schlechte Zeiten hinweisen müssen oder auch mal einen Durchhänger haben dürfen. Aber Sie müssen sich immer Ihrer

Wirkung bewusst sein! Positive Gedanken führen zu positiven Ereignissen: Deshalb trainieren Sie sich positives und konstruktives Denken an und übertragen es auf Ihre Mitarbeiter!

7. Charisma

Charisma: Es zieht Menschen zu sich, es verbreitet sich wie ein Lauffeuer und es bringt ungeahnte Kräfte zum Vorschein. Was im ersten Augenblick nach Esoterik klingt, ist für Führung ein wahrer Erfolgsfaktor. Charisma zu definieren – das möchte ich gar nicht erst versuchen. Allerdings lässt sich Charisma aus meiner Erfahrung auf folgende wesentliche Punkte zusammenfassen:

- Kommunizieren Sie – und zwar ausreichend, konkret, strukturiert, verständlich und bedacht!

- Haben Sie eine klare Vision Ihres Unternehmens und kommunizieren Sie diese!

- Sprechen Sie Emotionen bei Ihren Geführten an!

- Zeigen Sie nicht nur Ihr Selbstvertrauen, sondern auch Ihr Vertrauen in Ihre Mitarbeiter.

- Gehen Sie als bestes Beispiel stets voran!

- Formulieren und kommunizieren Sie klare Erwartungen an Ihre Mitarbeiter.

Keineswegs müssen meine sieben Eigenschaften guter Führung auch das widerspiegeln, was Sie sich unter guter Führung vorstellen. Vielmehr möchte ich Ihnen aus meiner eigenen

Erfahrung als Führungskraft und aus der Erfahrung vieler anderer Führungskräfte, die ich begleiten durfte, Anreize geben, wie Sie Ihre Führung und die Führung Ihrer zweiten oder gar dritten Führungsebene hinterfragen können.

Jedes Team ist so unterschiedlich wie auch jeder Mensch individuell ist, sodass jeder für sich und seine konkrete Situation den besten Weg finden muss. Nehmen Sie sich Zeit, das Gelesene als Hilfe für Ihren unternehmerischen Alltag zu nutzen und/oder geben Sie diese wichtigen Informationen an Ihre zweite Führungsebene weiter. Falls Sie all das mit Strukturen in Ihren Praxisalltag verankern wollen, können Sie mich und mein Team gerne kontaktieren.

Was tut eine Führungskraft? Grundsätze wirksamer Führung und Delegation

Sie sind selbst Unternehmer und eine Führungskraft? Haben Sie gegebenenfalls auch eine zweite Führungsebene, die Sie und das Unternehmer unterstützen sollen? Dann sollten Sie jetzt ganz genau aufpassen. Denn Führungskraft zu werden ist nicht schwer, das Richtige als Führungskraft zu tun dagegen sehr. Deshalb möchte ich Ihnen die Grundsätze wirksamer Führung vorstellen, das heißt die grundsätzliche Herangehensweise einer Führungskraft an Sachverhalte und wie effektive Delegation aufgebaut sein sollte.

Ich kann Ihnen keine Antwort auf die Frage geben, auf was Sie alles als Führungskraft achten sollten und was in Ihren Aufgabenbereich fällt, denn dafür ist jedes Unternehmen und jede Führungsposition zu individuell. Ich werde Ihnen jedoch eine strategische Herangehensweise mit auf den Weg geben – aufgebaut durch Grundsätze, die als Führungskraft auf jeden Fall zu berücksichtigen sind. Bitte schauen Sie sich dafür einmal das Schaubild „Grundsätze wirksamer Führung" an und prüfen für sich selbst, was Sie bereits umsetzen, was noch ausbaufähig ist und worüber Sie womöglich noch gar nicht nachgedacht haben:

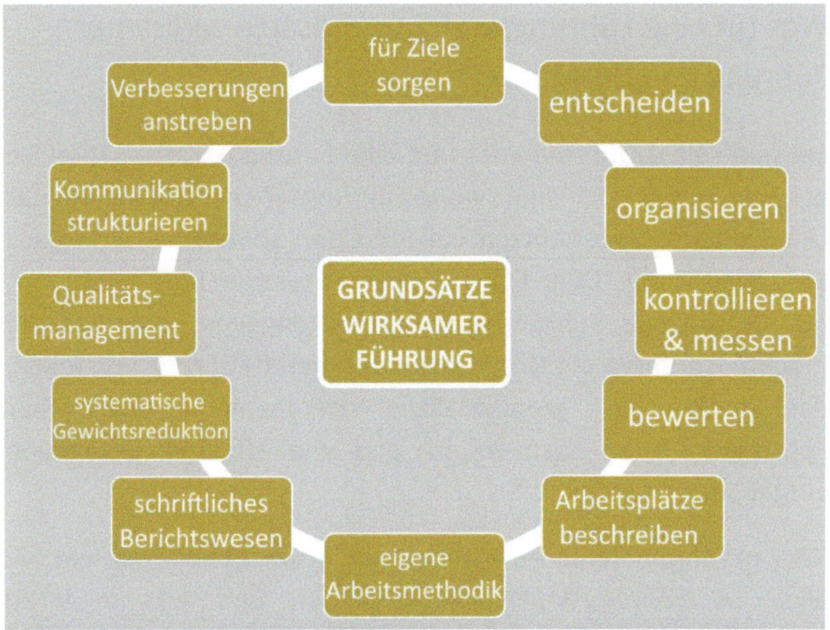

Grundsätze wirksamer Führung

Diese Grundsätze für eine wirksame Führung gilt es natürlich von Ihnen in Ihrem individuellen Unternehmensalltag mit Leben zu füllen. Denn selbstverständlich darf jede Führung auch eigene Schwerpunkt setzen, trotzdem gilt es sich all diese Punkte mal in Ruhe durch den Kopf gehen zu lassen und sich zu fragen: „Mache ich das schon?" Wenn ja, „mache ich es richtig?". Wenn nein, „sollte ich es machen?" und „warum mache ich es nicht?" beziehungsweise „warum, wie, wo und wann sollte ich es in Zukunft machen?".

Herangehensweise einer Führungskraft

Die Grundsätze sind nun klar, doch wie gehen Sie als Führungskraft an die Sachverhalte, die in Ihren Aufgabenbereich fallen, am besten heran? Und wie lässt sich dabei die Zielstellung nicht aus den Augen verlieren? Häufig wird die Herangehensweise einer Führungskraft bei der Bearbeitung von Aufgaben als „Abfolge" dargestellt:

1. Analyse: Was liegt vor? Welche Engpässe und Herausforderungen sind auf strategischer und operativer Ebene zu meistern?

2. Zielsetzung: Wo wollen wir hin? Haben wir SMARTe Ziele? (spezifisch, messbar, attraktiv, realistisch, terminiert)

3. Planung: Wie erreichen wir das Ziel? Haben wir ausreichend und die richtigen Ressourcen? Was muss operativ getan werden, damit wir die strategischen Ziele erreichen?

4. Information: Haben wir eine gesteuerte Kommunikation? Wie erreichen wir eine transparente, faire und vertrauensvolle Kommunikation für die Aufgabe/Problemstellung/Zielsetzung? Wie gestalten wir das Berichtswesen so, dass jeder seine relevanten Informationen erhält?

5. Organisation: Wie koordinieren wir uns? Wer braucht was von wem wann? Wie können wir die Mitarbeitenden fördern?

6. Kontrolle: Wurde die Zielsetzung erreicht? Wie weit und warum sind wir vom Ziel abgewichen?

7. Steuerung: Was lernen/behalten/verbessern wir daraus für die Zukunft? Wie kann ich meine Mitarbeitenden dazu befähigen, selbst die Verantwortung dafür zu tragen? Bei welchen Ereignissen muss ich als Führungskraft eingreifen?

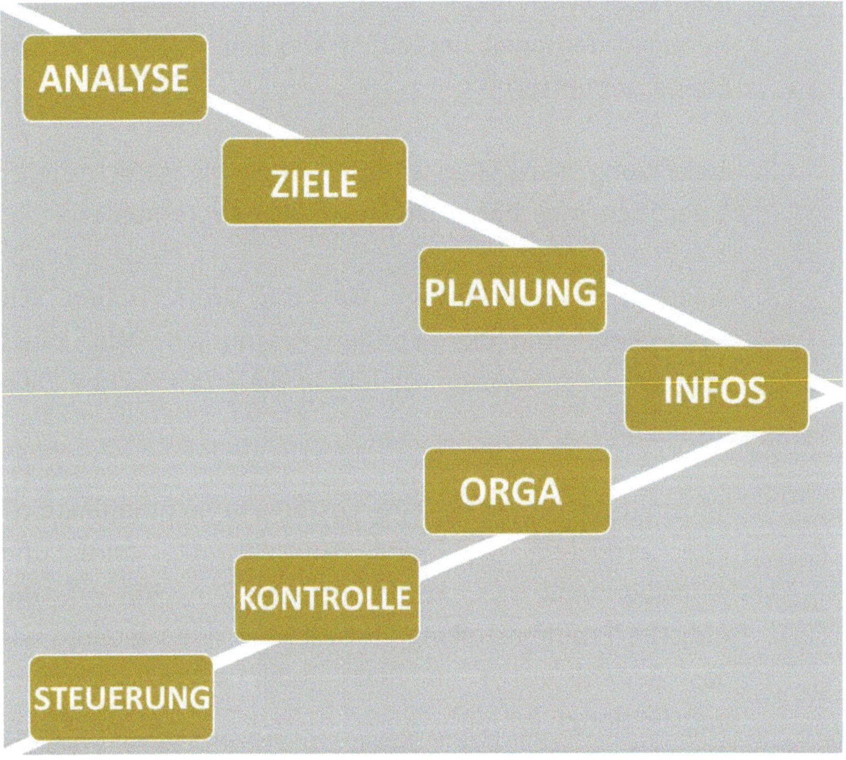

Dieses Schema stellt selbstverständlich kein Allheilmittel für jegliche Unternehmenssituation dar, lässt sich aber als nahezu lückenlose Schablone über viele Thematiken „legen", womit Sie es sich letztendlich als Führungskraft einfacher machen.

Warum und wie delegieren?

Ich habe aus dem Geschichtsunterricht immer ein bestimmtes Bild im Kopf, wenn es um das Thema Delegation geht: Atlas, der Titan aus der griechischen Mythologie, der gegen die Söhne des Zeus verlor, muss seitdem die ganze Welt auf seinen Schultern tragen. Tag ein, Tag aus! So ist es zumindest in meiner Erinnerung geblieben. Und viele Führungskräfte, die mir begegnen, leiden unter diesem Atlas-Syndrom. Sie tragen da Gewicht des ganzen Unternehmens auf Ihren Schultern. Meist selbst verschuldet, denn viele Führungskräfte wollen lieber alles selbst erledigen, denn dann läuft es ja am besten! Die Folge: eine chronische Ermattung. Doch das muss nicht sein!

Im Aufgabenkatalog einer Führungskraft findet sich wohl kaum eine Aufgabe, die so wichtig und zugleich auch so schwer sein kann wie die Delegation. Unter Delegation versteht man die (permanente) Übertragung von Aufgaben einer Führungskraft auf einen Mitarbeiter mit Verantwortung für das Resultat. Mit der Aufgabe sollten auch die für die Erfüllung notwendigen Kompetenzen und die Handlungsverantwortung übertragen werden. Die Führungskraft trägt wiederum weiterhin die Gesamtverantwortung, sie ist natürlich nicht delegierbar!

In der Theorie klingt es einfach, doch gerade bei „Allroundern", die am liebsten alles selbst machen, führt Delegation durch den Wachstumsschmerz. Als Führungskraft muss man es aushalten lernen, dass es weh tut, wenn delegierte Aufgaben nicht direkt zum Ergebnis führen, Prozesse anders durchgeführt werden, als man sie selbst erledigt hätte und insbesondere Mitarbeiter in ihrer Persönlichkeit erst einmal mit der neuen Verantwortung mitwachsen müssen. Dabei hilft es, die zuvor beschriebene „Herangehensweise einer Führungskraft" zu kennen, um den Prozess der Delegation danach zu steuern.

Ansonsten müssen Sie auch beim Delegieren wissen: „Es ist noch kein Meister vom Himmel gefallen." Je mehr Übung Sie darin haben, desto leichter wird Ihnen das Delegieren fallen. Am Ende können Sie wahrscheinlich sogar Gefallen daran finden, denn Sie können sowieso nicht alles allein machen, sonst bräuchte es Sie als Führungskraft im Unternehmen ja nicht. Aber auch wenn Sie eine Aufgabe aus der Hand geben, haben Sie auch Pflichten bei der Delegation.

Als Führungskraft sollten Sie bei der Delegation darauf achten, dass Sie…

- den Mitarbeiter auswählen, der für den Auftrag geeignet ist.

- die Verantwortungsbereiche untereinander abgrenzen, um Verwirrung zu vermeiden.

- die Aufgaben genau festlegen, die delegiert werden sollen.

- die Mitarbeiter für ihre neuen Aufgaben und Verantwortungen bestens informieren.

- Ihre Mitarbeiter fördern und beraten.

- eine Ablauf- und Erfolgskontrolle für die delegierten Tätigkeiten durchführen.

- Ihren Mitarbeitern ein Feedback geben.

- eine Rückdelegation verhindern.

Damit sich der Kreis schließt, haben natürlich auch Ihre Mitarbeiter, denen Sie Aufgaben delegieren, Pflichten zu erfüllen. Wichtig ist, dass Sie mit ihnen auch über diese Erwartungen/Anforderungen sprechen:

- Aufgaben, die delegiert werden, sind selbstständig zu bearbeiten.

- Kollegen über die Aufgabe in Kenntnis setzen und ggf. untereinander abstimmen.

- Entscheidungen sollen eigenverantwortlich getroffen werden.

- Vorgesetzte müssen rechtzeitig und ausreichend über das Ergebnis einer Aufgabe informiert werden. Insbesondere gilt dies bei Fehlentscheidungen oder starken Abweichungen.

Doch welche Aufgaben lassen sich aus Unternehmersicht überhaupt delegieren? Delegierbar sind vor allem Routineaufgaben, aber auch solche, die Spezialisten benötigen und zu denen Detailausarbeitungen sowie vorbereitende Arbeiten notwendig sind. Nicht delegieren sollten Sie alles, was die Steuerung und Führung des Unternehmens betrifft. Grundsätzlich sollten Sie keine strategischen Aufgaben aus der Hand geben und auch nicht jene mit hohem Risiko für das Unternehmen oder streng vertrauliche Sachverhalte.

Delegieren will gut formuliert sein, denn immerhin kommt damit stets auch ein Hierarchiegefälle zum Ausdruck. Ich bin Chef und du mein Mitarbeiter. Deshalb sollte der Delegationsauftrag so sachlich wie möglich formuliert werden, mit dem folgende Fragen beantwortet werden können: **Warum soll wer (bis) wann was wie und womit erledigen?**

Dazu gebe ich hier mal zwei kurze Beispiele, wie sich ein Arbeitsauftrag auf die W-Fragen beschränkt:

„Sarah, bitte sorge im nächsten Rezeptionsmeeting dafür, dass unsere Praxismanagerinnen den neuen digitalen Telefonleitfaden ab nächsten Monat einsetzen, damit wir die zusätzliche Behandlungszeit einheitlich kommunizieren.“

„Daniel, bitte erstelle jeden Freitag eine Erfolgsauswertung der Gesundheitsberatungen als Excel-Tabelle, damit wir prüfen können, ob wir Schulungsbedarf haben.“

Beachten Sie, dass je enger der Auftrag gefasst ist, umso mehr müssen Sie als Führungskraft „Vorarbeit“ leisten. Deshalb kann man fähigen Mitarbeitern auch einfach Ziele (SMART) vorgeben und diese Ziele werden dann selbstständig gelöst.

Damit kommen wir zum Ende meines kurzen Einblicks in das Wirken einer Führungskraft. Selbstverständlich waren dies nur Impulse, doch ich hoffe, dass sich an diese gut anknüpfen lässt, damit Sie für Ihren Praxisalltag nützlich sind.

Hat man je ausgelernt beim Thema Führung? Wahrscheinlich nicht! Also lassen Sie es auf sich zukommen, wachsen Sie mit der Zeit in Ihrer Persönlichkeit, verbessern Sie Ihre

(Aufgaben)Kompetenz, machen Sie Fehler und lernen daraus. Legen Sie gleich damit los! Falls Sie oder Ihre Führungskräfte sich dabei unterstützen lassen möchten, stehe ich Ihnen gerne mit meiner Expertise zur Verfügung.

STARKE UNTERNEHMENSSTUKTUREN

Strukturierte Kommunikation als Game Changer!

Sie kennen das Problem bestimmt. Ihre Mitarbeiter, erledigen Dinge nicht so, wie Sie es sich vorstellen. Sie erleben immer wieder Situationen, in denen nicht über den Tellerrand geschaut wird. Oder es werden erst kürzlich besprochene Abläufe konsequent ignoriert und das Team fällt in das alte Muster zurück. Verzweifelt machen Sie sich Luft: „Davon gehe ich doch aus, dass man das weiß" oder „Wir haben doch schon so oft darüber gesprochen". Manchmal beschweren sich aber auch Ihre Mitarbeiter bei Ihnen, wenn es nicht so läuft wie gedacht: „Ich bin die Einzige, die es wie besprochen umsetzt." oder „Derjenige hält sich nicht an den besprochenen Ablauf." Mein Großvater hat immer gesagt: „Der Fisch fängt am Kopf an zu stinken." Und da ist leider auch sehr viel Wahrheit dran. Wie Sie Ihr Team so aufstellen können, dass Ihre Mitarbeiter im Sinne des Unternehmens handeln, besprochene Abläufe umsetzen und eigenverantwortlich Probleme lösen können, erfahren Sie hier.

Vorwort: Kommunikation

Unser modernes Leben basiert auf Kommunikation. „Man kann nicht nicht kommunizieren." Auch ohne Worte stehen wir jederzeit im Austausch mit unseren Mitmenschen - ob wir wollen oder nicht. Der Philosoph und Psychoanalytiker Paul Watzlawick hat mit seinen Axiomen und Theorien unser Verständnis über Kommunikation radikal und nachhaltig verändert. Ohne hier jetzt aber zu psychoanalytisch zu werden, möchte ich Ihnen damit eines deutlich machen: Kommunikation ist ein ständiger Begleiter im Umgang mit Menschen und somit auch in der Führung von Mitarbeitern. Es ist wichtig, dass Sie sich das bewusst machen. Dabei gibt es keineswegs, „die Eine" oder „die perfekte Kommunikation". Und Kommunikation ist heutzutage nicht mehr nur „sprechen" oder „nicht sprechen". Jede E-Mail, jeder eingetragene Termin im Terminkalender, jeder verschriftliche Arbeitsanweisung, jeder Arbeitsvertrag, jedes Schild an der Eingangstür, jedes Meeting usw. ist eine Art der Kommunikation. Deshalb möchte ich Ihnen nachfolgend ein paar „Werkzeuge" mit an die Handgeben, wie Sie Ihre Kommunikation besser instrumentalisieren können und Ihnen wichtige Tipps für Ihren Alltag als Führungskraft mit auf den Weg geben.

Sinnhaftigkeit: Schenken Sie Ihren Mitarbeitern ein Warum.

Viele Menschen suchen ihn und doch ist er für jeden etwas anderes: der Sinn des Lebens. Und ähnlich verhält es sich mit Ihren Mitarbeitern in Ihrem Unternehmen. Für sie muss es einen Grund, ein „Warum" geben, warum sie gerade bei Ihnen arbeiten und nicht woanders. Diese Sinnhaftigkeit für den Arbeitsalltag ist von großer Bedeutung für den inneren Antrieb und die Motivation eines jeden Einzelnen. Eine gute Möglichkeit, das „Warum" in Ihren Mitarbeitenden zu wecken, ist die Erarbeitung von einer Vision, gemeinschaftlichen Werten und einem Leitbild. Ich bin mir sicher, dass Sie Ihre Vision, Ihre Werte und Ihr Leitbild kennen. Sowohl für sich als auch für Ihr Unternehmen. Aber wissen es auch Ihre Mitarbeiter? Und teilen Sie alle im Unternehmen dieselbe Vision, dieselben Werte – sprich leben Sie die gleiche „Philosophie" im Unternehmen?

Eines ist sicher: Sprechen Sie nicht gezielt darüber, existieren unterschiedliche Vorstellungen dieser „Philosophie". Durch den gemeinschaftlichen Aufbau einer Vision, eines Leitbilds und von Werten im Team – beispielsweise durch einen Workshop – schaffen Sie es, eine DNA für das Unternehmen, geknüpft an einen konkreten Verhaltenskodex aufzubauen und das eigenverantwortliche Handeln eines jeden im Teams im Sinne des Unternehmens fördern.

Ein weiteres Kommunikationsinstrument ist auch das gemeinschaftliche Erarbeiten eines Konsequenzenplans, in dem die Maßnahmen bei Verstoß gegen den Verhaltenskodex – quasi die Spielregeln des Arbeitslebens - beschrieben sind. Dies dient Ihnen als Führungskraft dazu, den Arbeitsalltag besser zu gestalten, damit sich alles in vordefinierten Grenzen abspielt. Sehen Sie es wie im Fußball oder im Straßenverkehr: Beides funktioniert nur, weil es dafür Regeln gibt und wir dazu verpflichtet sind, uns an die Regeln zu halten, sei es durch die gelbe Karte beim Fußball oder den Bußgeldkatalog beim Straßenverkehr. Ohne Regeln und Konsequenzen würde weder ein Fußballspiel noch der Verkehr reibungslos ablaufen.

Haben Sie schon eine Vision, ein Leitbild, gemeinsame Werte sowie einen Konsequenzenplan mit Ihrem Team erarbeitet? Wenn nicht, dann empfehle ich Ihnen das auf jeden Fall als nächsten Schritt auf dem Weg zu einer starken Unternehmensstruktur.

> Definition: **Team** = Eine Gruppe aus Menschen, die mit gemeinsamen Werten an einer bestimmten Aufgabe arbeiten und das gleiche Ziel verfolgen.

Einstellung neuer Mitarbeiter

Mit dieser Vorarbeit fällt es Ihnen auch direkt leichter, die richtigen Mitarbeiter für Ihr Unternehmen zu finden und reduzieren das Risiko einer (beidseitigen) „Fehlentscheidung" bei einer Einstellung. Deshalb sollte sich die Unternehmensphilosophie auch in der Mitarbeitersuche wiederfinden. Spätestens aber beim Einstellungsgespräch sollte jeder Bewerber verstehen, was ihn im Unternehmen erwartet, wenn sie die verschriftliche Unternehmensphilosophie gemeinsam mit ihm durchgehen. Warum ist das sinnvoll? Der neue Mitarbeiter konnte den Prozess der Definition von Vision, Werten etc. nicht mitbestimmen oder miterleben. Trotzdem muss er als zukünftiger Teil Ihres Teams damit und danach leben. Deshalb sollten Sie ihn hierüber optimal aufklären, damit er eine fundierte Entscheidung treffen kann, ob die Unternehmensphilosophie mit seiner eigenen Philosophie übereinstimmt und er sich bestmöglich in die Unternehmensstruktur integrieren kann.

Onboarding für neue Mitarbeiter

Doch die strukturierte Kommunikation endet bei neuen Mitarbeitern keineswegs mit der Vertragsunterschrift. Kennt das neue Teammitglied die gemeinschaftlichen Werte, Spielregeln und die Unternehmensvision, ist es nun entscheidend, Ihrem neuen Mitarbeiter schnellstmöglich in die unternehmerischen Abläufe einzubinden. Denn Sie können sich keine Einarbeitungszeit von mehreren Wochen leisten, in denen der neue Mitarbeiter nicht auf ähnlichem Niveau arbeitet, wie die Teamkollegen. Doch wie können Sie strukturiert dafür sorgen, dass alle Abläufe schnellstmöglich mit dem gleichen Standard und der gleichen Qualität erlernt und durchgeführt werden? Und wie kann auch der neue Mitarbeiter maximale Sicherheit bekommen, dass er seinen Job für seine eigene Zufriedenstellung optimal erfüllt?

Dazu braucht es für jede Abteilung einen schriftlich dokumentierten Einarbeitungsprozess (Onboarding). Dort ist nicht nur enthalten, welche Aufgaben er wann, wie und von wem gezeigt bekommt, sondern wo bzw. wie er sich die notwendigen Informationen einholen kann, die er für den Arbeitsalltag benötigt.

Welche 3 Hilfsmittel Sie dabei einsetzen sollten, stelle ich Ihnen kurz vor:

eLearning: Der erste Schritt zur Unternehmenskenntnis

Unter eLearning ist eine digitalisierte und standardisierte Einführung bzw. das Anlernen von Prozessen zu verstehen. Ich kenne es aus eigener Erfahrung von einem großen amerikanischen Franchise-Unternehmen aus der FastFood-Branche: Dort wurde mir am ersten Arbeitstag eine Videokassette mit den wichtigsten Abläufen eingeschoben, um mich so auf die Arbeitsabläufe und die geltenden Standards vorzubereiten. Auch wenn die Technik veraltet ist, die Grundidee bleibt dieselbe.

Sie sollten Ihrem neuen Mitarbeiter ab dem ersten Arbeitstag die für ihn wichtigen Grundlagen für seinen Arbeitsalltag, aber auch Einblicke in die anderen Abteilungen, vermitteln. Das eLearning hat den Vorteil, dass dies spielerisch mit Videos, Audiodateien oder kurzen Textbausteinen online geschehen kann. Die Prozesse können über eine kurze Prüfung im eLearning auch eigenständig gefestigt werden. Stück für Stück können Sie so einzelne Lektionen in den Einarbeitungsprozess der ersten Wochen/Tage einbauen, ohne dass dafür weiterer Personaleinsatz notwendig ist. Der Mitarbeiter ist aus Eigeninteresse auch zur Teilnahme motiviert, denn all das erleichtert ihm den Arbeitsalltag und sorgt für weniger Stress in den ersten Arbeitswochen. Natürlich ersetzt das eLearning keineswegs die Einarbeitung durch einen Kollegen oder Vorgesetzten, es ist jedoch die optimale – und meines Erachtens zwingend notwendige – Ergänzung für eine schnelle und einheitliche Einarbeitung.

Organigramm zur Gesamtübersicht

Ein weiteres hilfreiches Instrument beim Onboarding ist das Organigramm, denn es bildet die interne Struktur des Unternehmens grafisch und inhaltlich ab. Mit dem übersichtlichen Schaubild lassen sich Hierarchien, Positionen, Abteilungen sowie Aufgaben darstellen. Damit fällt es dem neuen Kollegen leicht, schnell die richtigen Ansprechpartner für die jeweiligen Probleme und Fragen zu finden. Gleichzeitig weiß er auch genau, für welche Aufgaben er oder eine andere Abteilung zuständig ist. Ein Organigramm lässt sich mit einem Lageplan aus einem Einkaufszentrum oder einem Freizeitpark vergleichen. Er dient gerade neuen Besuchern zur erstmaligen Orientierung und vermeidet ungewolltes bzw. ineffizientes „Gesuche" und „Rumgefrage".

QM-Handbuch zur Qualitätssicherung

Als letztes und drittes Tool möchte ich Ihnen noch das Qualitätsmanagement-Handbuch ans Herz legen. Es stellt die optimalen Prozesse entweder analog oder digital dar. Dies dient der Qualitätssicherung, sodass es nicht vom jeweiligen Mitarbeiter abhängt, wie gut oder wie schlecht ein Prozess durchgeführt wird. Beim sogenannten QM-Handbuch sollten klare Standards für die Aufgaben oder Problemlösungen in Ihrem Unternehmen festgelegt sein. Wenn wir beim vorherigen Beispiel eines neuen Mitarbeiters an der Rezeption bleiben, heißt das: Gibt es einen klaren Leitfaden für Ihren neuen Mitarbeiter, der die Aufklärung des Behandlungsvertrags mit dem Patienten abbildet? Haben Sie einen definierten Umgang dafür, wie Terminabsagen und Ausfallhonorare zu behandeln sind? Gibt es schriftlich fixierte Abläufe, um Patienten Selbstzahlerleistungen zu empfehlen?

Diese drei exemplarischen Hilfsmittel erleichtern es selbstverständlich nicht nur neuen Mitarbeitern, sich im Arbeitsalltag zurechtzufinden. Auch für langjährige Mitarbeiter bieten eLearning, Organigramm und das QM-Handbuch eine praktische Arbeitsgrundlage. Schließlich finden im modernen Unternehmensalltag zahlreiche Änderungen und Optimierungen statt, die kommuniziert, aber auch umgesetzt werden müssen.

Ein weiterer wichtiger Eckpfeiler einer starken Unternehmensstruktur und somit einer gesunden Unternehmung ist eine sinnvolle Meeting-Struktur. Doch warum ist es gerade in der Physiotherapie-Branche so wichtig, eine gute Meetingstruktur zu haben?

Vier gute Gründe für eine Meetingstruktur

1. Termingeschäft: Während der Arbeit ist die Kommunikation miteinander (ob im 1:1 oder mit mehreren Kollegen/Mitarbeitern) schwierig, denn die Mitarbeiter springen von einem zum nächsten Termin. Es ist auch eher der Normalfall, dass bei Termingeschäften (Friseure, Arztpraxen…) während der Ausübung der Tätigkeit keine Zeit für eine unternehmensinterne Kommunikation gegeben ist. Umso wichtiger ist deshalb die geplante Kommunikation in Form von Meetings.

2. Privatsphäre: Der Alltag eines Therapeuten findet größtenteils im 1:1 statt und dann auch noch in einem akustisch und visuell abgeschotteten Raum. Im Unterschied zum Friseurgeschäft, in dem die Behandelnden zumindest teilweise mitbekommen, was die Kollegen und anderen Kunden so treiben, ist der Praktizierende hier vom Rest des Unternehmens isoliert. Damit jeder Mitarbeiter auch mal über den eigenen „Tellerrand" hinausschaut, sind geplante Meetings notwendig.

3. Vernetzung: Jede Abteilung (Rezeption, Therapie, Training, Verwaltung…) ist in einer Physiotherapiepraxis nicht nur stark miteinander vernetzt, sondern voneinander abhängig. Am deutlichsten wird dies wieder am Beispiel der Rezeption: Sie versorgt alle anderen Abteilungen (Therapie, Verwaltung, Training…) mit organisatorischen Informationen. Deshalb müssen die Abteilungen auch ein Grundverständnis für die Abläufe der anderen Abteilungen entwickeln, damit das Miteinander bestmöglich aufeinander abgestimmt und Stress vermieden wird. Doch diese Vernetzung ist nicht nur zwischen den Abteilungen, sondern auch innerhalb der einzelnen Abteilungen notwendig,

um einheitliche Prozesse sowie eine einheitliche Leistungskommunikation zu gewährleisten.

4. „Mehrschichtmodell": Selbst wenn Sie es schaffen, während
der Arbeit so gut es geht zu kommunizieren, stoßen Sie spätestens
jetzt an Ihre Grenze. . Denn in der Physiotherapie-Branche ist es
üblich, dass ein Mitarbeiter nicht zu jeder Öffnungsstunde in der
Praxis ist. Urlaub und Krankheit einmal beiseite. Es gibt bspw.
Früh-, Mittel-, Spät- oder Teilschichten. Es gibt Mitarbeiter die als
Voll-, Teilzeit oder Mini-Jobbeer beschäftigt sind und wiederum
welche, die häufig auf Hausbesuchen sind. Gegebenenfalls haben
Sie auch mehrere Standorte. Was ich damit sagen möchte: Sie
haben organisatorisch gesehen gar nicht die Möglichkeit, sich auf
die „ungeplante" Kommunikation zu verlassen. Das ist wohl der
wichtigste Grund, warum Sie eine klare Meetingstruktur
brauchen. Und so möchte ich diesen Abschnitt gerne mit einer
kleinen Anekdote beenden:

Leitung „Finanzen": „Wir brauchen keine Meetings, denn sie
kosten nur Geld, schließlich können die Mitarbeiter in der Zeit
nicht arbeiten."

Leitung „Führung": „Stell dir lieber die Frage, was es uns
nachhaltig kostet und wie viel Umsatz uns entgeht, wenn wir als
Dienstleister keine Meetings durchführen und die Abläufe nicht
reibungslos funktionieren."

Aufbau einer Meetingstruktur

Obwohl Meetings organisatorisch schwierig zu planen sind und in
dieser Zeit auch nicht am Patienten gearbeitet werden kann,
überwiegen die positiven Aspekte. Als „Gesellschaftstier" braucht

der Mensch den Austausch miteinander, um Konflikte zu lösen, Konformität bzw. Einheitlichkeit festzulegen und um sich sozial in der Gruppe zu orientieren. Nebenbei arbeiten Menschen auch lieber in einer Umgebung, in der sie wertschätzend kommunizieren können. Geben Sie Ihren Mitarbeitern dieses Werkzeug nicht, liegen die Kosten auf der Hand: Fehler bei der Arbeit, Konflikte im Team, Unruhe bei den Patienten/Kunden, Unzufriedenheit und Skepsis im bestehenden Mitarbeiterstamm (Kündigungen), Schwierigkeiten bei der Mitarbeitergewinnung und zu guter Letzt sehr viel Stress für Sie als Führungskraft.

Allerdings existiert auch nicht „die eine richtige" Meeting-Struktur, die für jedes Unternehmen gleichermaßen gut funktioniert. Grundsätzlich empfehle ich Ihnen aber immer ein Gesamtmeeting und ein Bereichsmeeting für die einzelnen Abteilungen. Wie häufig und wie lange dies geschehen muss, hängt ganz klar von der „Notwendigkeit" ab. Weht ein starker Wind der Veränderung oder Unsicherheit in Ihrer Praxis, sollten die Meetings mehr Zeit in Anspruch nehmen und zeitlich dichter erfolgen. Läuft alles nach Plan, dann lässt sich die Dauer verkürzen und das Intervall verlängern.

Vorbereitung ist das A und O

Auf die Meetings sollten Sie und Ihre Mitarbeiter sich vorbereiten, denn „der kalte Sprung ins Wasser" ist bei einem Meeting Zeitverschwendung - sowohl für Sie als auch für Ihre Mitarbeitenden.

Damit jedem Mitarbeiter die Möglichkeit gegeben werden kann, sich auf das Meeting vorzubereiten, sollte jeder Mitarbeiter mindestens zwei Wochen vor dem Meeting einen Mitbestimmungsbogen erhalten. In diesem Bogen hat der Mitarbeiter die Chance, sich zu positiven oder auch negativen Situationen/Themen zu äußern, Verbesserungen vorzuschlagen, Engpässe anzusprechen… Diese Bögen sollten dann personalisiert mit Namen an Sie zurück gehen.

Jetzt können Sie als Führungskraft anhand des „Stimmungsbildes" der Mitarbeiter eine Agenda für das Meeting erstellen, in welchem sich Ihre Themen wiederfinden und auch die Themen Ihrer Mitarbeiter. Ihre erstellte Agenda verteilen Sie dann spätestens 3 Tage vor Meeting-Beginn an alle Mitarbeiter, damit auch jeder weiß, was ihn erwartet.

Während oder spätestens nach dem Meeting muss ein offizielles Protokoll erstellt werden, damit alle Fakten, Lösungen, Maßnahmen, individuelle Aufgaben, Informationen etc. aus dem Meeting für alle Teilnehmer und Abwesenden zum Nachlesen bereitstehen. Dieses Protokoll dient dann als Arbeitspapier. Genau dieses Protokoll dient dann auch als Arbeitspapier und sollte beim nächsten Meeting zur Überprüfung der Aufgaben aus dem letzten Meeting ganz oben auf der Agenda stehen.

Werden Themen Ihrer Mitarbeiter nicht aufgegriffen, sollten diese nicht unter den Tisch fallen, sondern im Meeting kurz angesprochen werden und mit einer klaren Aussage z.B. auf einen anderen Zeitpunkt oder in eine andere Zuständigkeit verschoben werden („Das Thema wird in das nächste Bereichsmeeting aufgenommen.", „Das Thema besprechen wir beim Gesamtmeeting in zwei Monaten."). Dadurch fühlen sich alle Mitarbeiter mit ihren Themen ernst genommen.

Natürlich sollten in jedem Meeting die vereinbarten Werte/Kommunikationsregeln noch einmal zu Beginn kurz erklärt werden (bspw. „Alles, was wir sagen, ist wertfrei zu betrachten. Es geht niemals um die Person, nur um die Sache. Wir lassen jeden aussprechen. Bemerkungen sind durch Handzeichen abzugeben…).

Abschließend soll festgehalten werden, dass das hier Beschriebene nur ein Ausschnitt dessen ist, was eine gut strukturierte Unternehmenskommunikation ausmacht. Aber deutlich wurde – so hoffe ich zumindest - wie wichtig eine gute Kommunikationsstruktur für Ihr Unternehmen ist, sodass Sie darüber nachdenken und sie kritisch hinterfragen. Falls Sie dabei Hilfe brauchen, dann kontaktieren Sie mich gerne jederzeit.

Mit vertikaler Diversifikation zukunftssicher aufgestellt sein

Krisen schreibt das Leben viele – und sie gehören nun mal dazu. Und auch Unternehmen sind davor nicht gefeit: ob Pandemien, Bankenchaos, Zinspolitik, Inflation, Lieferkettenproblem, Fachkräftemangel und so weiter. Doch wie lässt sich auch etwas Positives aus einer solchen Krise gewinnen? Das ist aus meiner Sicht vor allem die Veränderung unseres Mindsets. Zukünftig müssen alle Unternehmer ihre Geschäftsmodelle immer häufiger hinterfragen und zugleich offener für den Wandel sein. Schon heute sollten Sie darüber nachdenken, wie Sie sich mit Ihrem Unternehmen in Zukunft positionieren wollen, damit Sie genügend Rücklagen bilden und sich krisenresistenter aufstellen können.

Diversifikation

Diversifikation meines Geschäftsmodells? Was soll das überhaupt bedeuten? In der Aktienwelt bedeutet Diversifikation: „die richtige Streuung des Kapitals auf unterschiedliche Unternehmen." Anstatt „alles auf ein Pferd zu setzen", lässt sich mit dieser Strategie das Risiko minimieren. Deshalb sollten Sie schauen, dass Ihr Geschäftskonzept breit aufgestellt ist.

Betreiben Sie eine „klassische Physiotherapie" und ihre Einnahmequelle besteht zu über 80% aus Rezeptleistungen, dann herrscht eine große finanzielle Abhängigkeit von dieser Einnahmequelle. Damit möchte ich keineswegs sagen, dass diese Einnahmequelle nicht gut genug ist, jedoch stützen Sie Ihren wirtschaftlichen Erfolg auf nur eine (Umsatz-)Säule. Das Risiko ist somit nicht ausreichend gestreut. Doch wie sollen Sie sich in

Zukunft aufstellen? Lassen Sie mich anhand der Beratung von hunderten Physiotherapien aus ganz Deutschland eine Umsatzsäule erklären, welche bei vielen Unternehmen sehr gut funktioniert und diese „Kompetenzzentren für Gesundheit" krisensicherer gemacht hat.

Kurzes Beispiel: Trainingstherapiefläche

Die Kombination aus Therapie und Training zeichnet ein modernes Kompetenzzentrum für Gesundheit aus und ist einer der Gründe für den (wirtschaftlichen) Erfolg vieler von mir betreuter Unternehmen. Bereits auf knapp 100 Quadratmetern Trainingsfläche können 400 Selbstzahler bzw. Mitglieder trainiert werden, wenn die richtigen Rahmenbedingungen festgelegt werden. Anders als in der Physiotherapie ermöglicht das Geschäftsmodell mit Mitgliedschaften, dass Einnahmen mitarbeiterunabhängig und losgelöst von jeglicher Fremdbestimmung generieren werden können. Als Dienstleistungsunternehmen spielt eine gute Trainingsbetreuung natürlich immer eine große Rolle, aber auch wenn ein Trainer wegfällt, brechen nicht sofort die Umsätze ein. Außerdem ist das passende „Zielpublikum" ja sowieso schon bei Ihnen als Patient in der Praxis. Da ist es doch naheliegend, diesen Menschen einen Trainingstherapie während und/oder nach der Physiotherapie zu empfehlen, um Erfolge schneller zu erzielen oder nachhaltig zu festigen. Im nächsten Kapitel erfahren Sie über dieses Geschäftsmodell noch mehr Details.

Seien Sie offen für den Wandel

In diesem Rahmen kann ich nicht auf alle Umsatzsäulen eingehen, die mir meine Erfahrung als sinnvolle Ergänzungen zum „klassischen" Physiotherapie-Geschäftsfeld aufgezeigt hat.

Tatsächlich gibt es noch zahlreiche Geschäftsmodelle –T-RENA, Reha-Sport, Kinderunterricht, EMS-Personaltraining, Ergotherapie, Logopädie und viele weitere – die, wenn sie sinnvoll durchdacht sind, eine starke vertikale Diversifikation erlauben.

Also tun Sie sich einfach selbst einen Gefallen: Trauen Sie sich den Wandel vom monostrukturierten Anbieter zum „Kompetenzzentrum für Gesundheit". Setzen Sie auf mehrere Geschäftsfelder! Natürlich müssen alteingesessene Denkweisen dafür erst einmal aufgebrochen werden. Veränderung bedeutet vor allem das Verlassen von altbekannten Pfaden und das Einlassen auf neue Wege! Doch diese Transformation ist zwingend notwendig, wenn Sie sich krisenfest und wettbewerbssicher aufstellen wollen. Wünschen Sie sich dabei Unterstützung, stehe ich Ihnen für einen Austausch gerne zur Verfügung.

Die richtige Unternehmensform für Ihre Praxis

Als Inhaber eines Therapiezentrums macht man sich so einige Gedanken: Wo bekomme ich neue Mitarbeiter her? Wie kann ich gute Gehälter zahlen? Wie schaffe ich es, meine Patienten langfristig gesund zu erhalten? Wie kann ich neue Mitglieder für mich gewinnen? Doch eine Frage stellen sich die meisten Praxisinhaber so gut wie nie: Wie kann mein Unternehmen mir höchstmögliche Sicherheit für meine Altersvorsorge und maximale Flexibilität in unterschiedlichen Lebensphasen bieten? Als Sachverständiger für Therapiezentren sage ich Ihnen klipp und klar: Diese Frage sollten Sie sich lieber heute als morgen stellen!

Sie haben es durchlebt, ich habe es durchlebt: Man macht sich selbstständig und sofort sind eine Fülle von Entscheidungen zu treffen: Nur nicht darüber, ob eine Kapitalgesellschaft – als bspw. eine GmbH (Gesellschaft mit beschränkter Haftung) – langfristig viel sinnvoller für mich und mein Unternehmen ist als ein Einzelunternehmen oder eine Personengesellschaft (GbR). Doch dabei wissen wir aus der Therapie: „Form follows function." Deshalb sollte auch die Unternehmensform für meine Zukunft, meine Ziele und mein Tun die richtige sein! Aber seien Sie unbesorgt: Selbst wenn Sie schon seit Jahren selbstständig sind und ein Therapiezentrum mit Physiotherapie, Ergotherapie, Logopädie oder Trainingstherapie besitzen, ist der Zug für Sie in die richtige Firmierung noch lange nicht abgefahren. Sie müssen nur rechtzeitig am richtigen Bahngleis umsteigen. Wie so etwas aussehen kann, erfahren Sie in folgendem fiktivem Interview mit der Betreiberin einer Physiotherapiepraxis.

Claudia Franz: *„Herr Kämmerling, ich bin selbst seit 16 Jahren Inhaberin eines Therapiezentrums und habe ein Einzelunternehmen gegründet. Wir bieten neben Physiotherapie und Ergotherapie auch eine kleine Trainingsfläche für Mitglieder an. Meine erste Frage: Was ist überhaupt eine Kapitalgesellschaft?"*

Kämmerling: Grundsätzlich unterscheidet man Einzelunternehmen, Personengesellschaften und Kapitalgesellschaften. Ein Einzelunternehmen ist eine Kauffrau oder ein Freiberufler, also eine natürliche Person. Eine Personengesellschaft ist bspw. eine GbR, das wäre ein Zusammenschluss von natürlichen Personen. In beiden Fällen sind die „Personen" dann Träger aller Rechten und Pflichten der Unternehmung. Bei einer Kapitalgesellschaft (GmbH, UG etc.) ist die juristische Person – also die Gesellschaft – selbst Träger der Rechte und Pflichten. Sie als natürliche Person können diese Kapitalgeschafft „besitzen", indem Ihnen die Geschäftsanteile gehören. Auch können Sie als Geschäftsführer in dieser Gesellschaft eingesetzt werden, um dann wiederum auch sämtliche Geschäfte zu führen. Es gibt noch einige weitere Unterschiede, aber das ist erst mal das Wichtigste, was man wissen muss."

Claudia Franz: *„Sie sprechen hier von Rechten und Pflichten. Ich habe meine GKV-Zulassung für die Physio und Ergo vor 16 Jahren ausgestellt bekommen. Was bedeutet das für mich als Einzelunternehmen?"*

Kämmerling: „Die Zulassung für die gesetzlichen Krankenkassen ist bei einem Einzelunternehmen an die Person gebunden. Bei einer Kapitalgesellschaft (wie z.B. einer GmbH) ist sie jedoch an die Gesellschaft selbst – also die Unternehmung – gebunden. Sollten Sie also irgendwann über eine Praxisnachfolge nachdenken und den Verkauf Ihres Unternehmens als Bestandteil Ihrer Altersvorsorge sehen, haben Sie mit einer Kapitalgesellschaft die besseren Karten. Denn, wenn ich Ihre Praxis kaufen möchte, erlischt im Falle eines Einzelunternehmens Ihr Bestandsschutz für die Zulassung. Das gleiche Problem gibt es auch bei einer GbR und zwar bereits für den Fall, wenn eine Person die GbR verlässt. „Erlischt" die bestehende Zulassung, muss die Praxis neu zugelassen werden. Dass es für mich als Käufer überhaupt interessant ist, müssen allerdings die (räumlichen) Kriterien den aktuellen Zulassungskriterien entsprechen. Im schlimmsten Fall bedeutet dies, dass der Kauf Ihrer Praxis für mich mit Unkosten für einen Umbau verbunden ist oder Ihre Praxis aufgrund der räumlichen Voraussetzungen für mich nicht mehr interessant ist."

Claudia Franz: *„Jetzt läuft ja nicht nur die Zulassung, sondern alle Verträge laufen über meine Person. Also die Verträge für das Leasing, der Mietvertrag, Arbeitsverträge, die Verträge mit den Mitgliedern… Wo liegt hier der Unterschied bei einem Einzelunternehmen und einer GmbH?"*

Kämmerling: „Bei einem Einzelunternehmen sind Sie als natürliche Person der Vertragspartner für jedes Mitglied. Und auch die Kosten, wie bspw. Leasingverträge für die Trainingsgeräte oder der Mietvertrag etc., laufen über Sie als privaten Schuldner. Bei der Kapitalgesellschaft ist der Vertragspartner für Ihre Mitglieder, die Bank oder den Vermieter immer die Kapitalgesellschaft selbst. Bei einer Veräußerung des

Unternehmens ändert sich bei einer Kapitalgesellschaft im Vertragswesen also nichts, denn alle Verträge laufen weiterhin über die Kapitalgesellschaft. Möchten Sie jedoch Ihre Einzelfirma veräußern, so müsste im Endeffekt jeder Vertrag auf den Erwerber mit Einverständnis eines jeden Vertragspartners umgeschrieben werden. Sie können sich vorstellen, dass das nicht nur viel Arbeit, sondern auch erneutes Risiko bedeutet. Unternehmer verlieren dadurch an Flexibilität sowie Geschwindigkeit bei der Übernahme."

Franz: *„Als Einzelunternehmerin hafte ich ja mit meinem gesamten privaten Vermögen. Ich weiß, dass zwei Kollegen von mir eine GbR haben und auch hier privat voll in der Haftung stehen. Wie sieht das in der Kapitalgesellschaft aus?"*

Kämmerling: „Der naheliegendste Grund für eine Kapitalgesellschaft ist die Haftungsbeschränkung. Wie der Name schon sagt, haftet die Kapitalgesellschaft nur mit Ihrem eigenen Kapital. Sie als natürliche Person und Inhaber und/oder Geschäftsführer der Kapitalgesellschaft können im Regelfall also nicht mit Ihrem Privatvermögen haftbar gemacht werden. Natürlich gibt es auch hier Ausnahmefälle. Nur ein kurzes Beispiel: Viele Banken verlangen gerade gegenüber einer jungen GmbH für Kredite eine Privatbürgschaft des Gesellschafters. In diesem Fall hilft die Haftungsbeschränkung dann nicht, auch wenn der Kredit direkt über die GmbH läuft."

Franz: *„Ich habe einen Therapeuten in meinem Team, der für mich jetzt schon viele Führungsaufgaben übernimmt und gerne irgendwann meine Praxis übernehmen möchte. Welche*

Möglichkeiten hätte ich in einer GmbH, ihn an mich zu binden und ihm eine Zukunftsperspektive zu bieten?"

Kämmerling: „Bei einer Kapitalgesellschaft besteht die Möglichkeit, dem von Ihnen beschriebenen Therapeuten Anteile Ihres Unternehmens zu verkaufen. Sie könnten ihm bspw. 20 % der Firmenanteile zum Kauf anbieten, um ihn nicht nur emotional, sondern auch finanziell an das Unternehmen zu binden. In diesem Fall fließt für diese Anteile selbstverständlich Geld und Sie bekommen „ihr erstes Stück vom Kuchen". Zu einem späteren Zeitpunkt könnte er dann weitere 29 % erwerben, um dann zu guter Letzt das gesamte Unternehmen mit den restlichen 51 % zu kaufen. Dies ist auch finanziell gesehen ein entspannterer Einstieg in die Unternehmensnachfolge, als wenn Ihr Mitarbeiter direkt das Kapital für 100 % der Anteile aufbringen müsste. Für viele junge Menschen ist das meist unmöglich. Übrigens ist eine Kapitalgesellschaft auch viel interessanter für Investoren. Der potenzielle Käuferkreis wird dadurch immer größer."

Claudia Franz: *„Ich habe bei mir im Unternehmen sowohl den Bereich der Heilmittelerbringung und die Trainingsfläche für Mitglieder als Selbstzahlerbereich. Ist es sinnvoll, für beide Bereiche eine eigene GmbH zu gründen?"*

Kämmerling: „Zwei Kapitalgesellschaften bedeuten natürlich doppelten Aufwand. Die Vorteile von zwei getrennten Kapitalgesellschaften für diese Bereiche liegen in der erhöhten Flexibilität und Risikominimierung. Ich möchte mal zwei kurze Beispiele geben: In der Coronazeit war ich in einem Therapiezentrum, dessen Trainingsbereich stark defizitär geworden ist. Bis heute fährt dieser Bereich weiterhin Verluste und schmälert den Gewinn aus dem Heilmittelbereich erheblich. Bei zwei getrennten Kapitalgesellschaften hätte man in diesem Fall die defizitäre GmbH „abstoßen" können, ohne die Finanzen des Heilmittelbereichs zu schwächen. Umgekehrt habe ich es aber auch schon erlebt, dass Defizite im Heilmittelbereich aufgrund von kurzfristig starkem Therapeutenabgang und/oder hoher Therapeutenkrankheit zu verzeichnen waren und dieser vom florierenden Trainingsbetrieb mitfinanziert wurde. Bei zwei Kapitalgesellschaften wäre auch dieses Szenario anders zu lösen gewesen."

Claudia Franz: *„Sie haben gerade den Aufwand einer GmbH angesprochen. Ich weiß, dass für die Gründung einer GmbH ein Stammkapital von 25.000 € notwendig ist. Das können meines Wissens aber auch Sachwerte sein und es muss auch nicht direkt in voller Höher eingezahlt werden. Aber mit welchen Kosten muss ich noch rechnen?"*

Kämmerling: „Gründet man eine GmbH, fallen Kosten für den Notar an. Lassen Sie uns dafür mal 800,- € kalkulieren. Hinzu kommen die Kosten für den Steuerberater: Es entstehen laufende Kosten (Umsatzsteuervoranmeldungen, Finanzbuchhaltung, Lohnbuchhaltung) sowie jährliche Kosten (Jahresabschluss, Gewinn- und Verlustrechnung, Umsatz-, Körperschafts-, Gewerbesteuererklärung). Hier kann ich Ihnen nur Schätzungen aus meiner Erfahrung geben. Ich bin weder Steuerberater noch Jurist. Allerdings würde ich für ein durchschnittlich „großes" Therapiezentrum die Höhe an laufenden monatlichen Kosten mit 500 bis 1.200 € beziffern und die jährlichen Kosten auf ca. 2.000 € schätzen. Neben den Kosten sollte man noch den „organisatorischen" Aufwand einer Kapitalgesellschaft berücksichtigen, denn hier müssen bspw. Gesellschafterbeschlüsse gefasst werden. Es gibt bei der GmbH ein paar Spielregeln, die zwar einfach, aber dennoch zu beachten sind. Auch werden GmbH sowie Einzelunternehmen unterschiedlich besteuert und jedes Szenario bietet seine Vor- und Nachteile."

Claudia Franz: *„Eine Sache macht mich stutzig. Mein Steuerberater hat mir damals von einer GmbH abgeraten. Wurde ich falsch beraten?"*

Kämmerling: „Das kann man so nicht sagen. Sie müssen Verständnis für Ihren Steuerberater aufbringen, dass dieser nicht jede ‚Besonderheit' jeder Branche kennt und oftmals nur den (finanziellen) Aufwand einer Gesellschaftsform berücksichtigt oder die steuerlich sinnvollere Lösung. Eine GmbH ist aus steuerlichen Gesichtspunkten oftmals teurer als ein Einzelunternehmen. Die genannten Punkte bei der Unternehmensnachfolge kann Ihr Steuerberater ja nicht mit einbeziehen. Auch die Überlegung, ob Sie privat volles Risiko tragen oder Ihre Geschäftsbereiche unabhängig voneinander gestalten möchten, haben nur Sie selbst zu entscheiden."

Claudia Franz: *„Herr Kämmerling, das alles klingt für mich ganz logisch. Ist es für mich jetzt schon zu spät, in eine GmbH zu wechseln?"*

Kämmerling: „Mitnichten. Denn hier gilt: Lieber spät als nie. Denn auch für Sie wird irgendwann der Tag kommen, an dem Sie über Ihre Praxisnachfolge nachdenken müssen. Und das Leben verläuft ja auch nicht immer geradlinig und nach Plan. Je eher Sie den

Umwandlungsprozess begonnen und dann auch vollzogen haben, umso mehr Flexibilität haben Sie für sich. Natürlich ist es mit einem gewissen Aufwand verbunden, der sich nach meiner bisherigen Erfahrung aber mehr als auszahlt.“

Dieses fiktive Interview basiert auf unzähligen Gesprächen, die ich mit Therapiepraxisinhabern und deren Steuerberatern geführt habe. Selbstverständlich kann das konstruierte Interview nicht alle Aspekte der Gegenüberstellung von Einzelunternehmen, Personengesellschaften und Kapitalgesellschaften beinhaltet. Ich möchte Sie hiermit lediglich zum Nachdenken anregen, ob Ihre jetzige Firmierung auch tatsächlich die Richtige für Sie. Entscheiden können das am Ende nur Sie, denn alles hat Vor- und Nachteile und lediglich Sie selbst entscheiden, wie stark sie welche Aspekte für sich persönlich in die Priorität setzen. Falls Sie bei der Unternehmenstransformation Unterstützung benötigen, stehe ich Ihnen gerne als Ansprechpartner zur Verfügung.

Die Nachfolgeregelung in der Physiotherapie

Sie sind Praxisinhaber und in Ihren 50ern oder 60ern? Dann sollten Sie jetzt aufmerksam weiterlesen! Doch als jüngeres Semester wird es für Sie nun interessant. Denn die Suche nach einem geeigneten Unternehmensnachfolger ist etwas, dass früher oder später jeden betreffen wird!

Viele Experten sind sich einig, dass die Unternehmensnachfolge in den meisten Fällen deshalb so spät gestartet wird, weil der Praxisinhaber zu stark im Tagesgeschäft involviert ist. Wem kann man es verübeln? Die meisten Physiotherapiepraxis-Inhaber sind oft „die besten Mitarbeiter", doch leider zu selten ein Unternehmen, der strategisch am Unternehmen arbeitet und seine persönliche Zukunft dabei stets im Blick behält. Es bleibt also so gut wie keine Zeit, sich mit dem komplexen Thema der Unternehmensnachfolge auseinander zu setzen.

Hinzu kommt, dass das Aufschieben der Nachfolgeplanung erst einmal auch keinen spürbaren (negativen) Effekt hat. Es fehlt schlichtweg der Leidensdruck, so dass kein zwingender Handlungsbedarf entsteht. Das „Projekt Unternehmensnachfolge" wird dadurch nicht selten auf die lange Bank geschoben. Doch „Aufgeschoben" ist nicht „Aufgehoben".

Welche Konsequenzen hat es für Sie, wenn Ihre Unternehmensnachfolge zu spät angegangen wird? Ihnen bleibt zu wenig Zeit:

-   … den passenden – oder überhaupt einen – Nachfolger zu finden.

- ... das Unternehmen attraktiv für einen Nachfolger aufzustellen (Strukturen, Ausrichtung, Gewinne...).

- ... dem potenziellen Käufer die Möglichkeit einer geeigneten Finanzierung zu geben.

Unter Zeitdruck wird das Thema Ihrer Unternehmensnachfolge dann zu einer reinen Tortur. Es kommt entweder zu einem Verkauf weit unter dem gewünschten Wert der Praxis oder - im schlimmsten Fall der Fälle - zu gar keinem Verkauf, da weder das Unternehmen noch Sie als Unternehmer darauf vorbereitet sind. So bleibt dann nur noch die Geschäftsauflösung. Doch da für die meisten der selbstständigen Praxisinhaber der Praxisverkauf auch einen Großteil Ihrer Altersvorsorge widerspiegelt, sind beide Szenarien alles andere als wünschenswert.

Also was können Sie tun?

1. Entwickeln Sie ein Verständnis für Fachkraftaufgaben und Unternehmeraufgaben. Konzentrieren Sie sich auf die unternehmerischen Aufgaben und fangen Sie damit an, andere Aufgaben auf Ihre Fachkräfte (Therapeuten, Trainer, Verwaltung, Rezeption) zu übertragen. Das schafft Ihnen den so wichtigen Freiraum für die Weiterentwicklung Ihres Unternehmens und die notwendigen Vorbereitungen für die Nachfolgeregelung.

2. Bilden Sie Strukturen und Standards, die allen zugänglich gemacht werden können.
Je mehr Strukturen und einheitliche Prozesse vorhanden sind, umso einfacher ist es, einem potenziellem Käufer Ihr Unternehmen schmackhaft zu machen. Das Wissen Ihres Erfolgs

darf nicht in den Köpfen einzelner Mitarbeiter - oder bei Ihnen selbst - sitzen, sondern muss instrumentalisiert werden. Sie müssen sich Unabhängigkeit verschaffen, damit Sie bei einem Ausfall/Weggang eines Mitarbeiters nicht wieder von vorne anfangen müssen. So sieht der Käufer auch kein Risiko im „Verlust der Wissensträger".

3. Stellen Sie Ihr Unternehmen breiter auf und machen Sie Ihr Geschäftskonzept zukunftssicher.
Ihr Unternehmen sollte am besten auf mehreren Säulen stehen, die den Fortbestand in der Zukunft sichern. Wie das aussehen könnte? Eine moderne Physiotherapie hat neben den gesetzlichen Rezeptleistungen beispielsweise auch angemessene Privatpreise, eine Trainingstherapiefläche mit lukrativen Mitgliedern, einen Kursraum für Reha-Sport/Funktionstraining oder einzelne Shop-in-Shop-Konzepte (z.B. das EMS-Personaltraining, Werteunterricht für Kinder…) integriert. So ist das Geschäftskonzept nicht nur für Sie als derzeitiger Inhaber lukrativer, sondern auch für einen potenziellen Käufer „risikofreier" sowie für die (bestehenden/neuen) Mitarbeiter des Unternehmens attraktiver und abwechslungsreicher.

4. Achten Sie auf Ihre betriebswirtschaftliche Lage.
Ein gesundes Unternehmen, welches gute Gewinne generiert, da die Kosten nicht unnötig aufgeblasen sind bzw. die Umsatzpotenziale bereit strukturiert erschlossen sind, kauft jeder Nachfolger gerne. Denn unterm Strich kauft ein potenzieller Käufer insbesondere den Gewinn bzw. die Gewinnaussichten Ihres Unternehmens. Also prüfen Sie stetig, ob im Bereich der Wertschöpfung noch Luft nach oben ist (z.B. in den Mitgliedsbeiträgen, der Vermittlung zusätzlicher

Behandlungszeit…) und welche Umsatzquellen noch nicht vollständig erschlossen sind.

Alles ist schaffbar, man muss es nur tun!

Wie Sie sehen, gilt: Ein gut strukturiertes und sicher aufgestelltes Unternehmen lässt sich leichter verkaufen und es lassen sich höhere Preise erzielen. Doch die Grundvoraussetzung dafür ist, dass Sie zum Unternehmer werden und sich die zeitlichen Kapazitäten für all jene Überlegungen, Prozesse und Strukturen schaffen. Dass das möglich ist, erlebe ich jeden Tag in der Beratung meiner Mandanten. Wie jeder andere Weg auch, beginnt auch dieser Weg mit einer Entscheidung. Ihrer Entscheidung.

Wie finden Sie den richtigen Nachfolger?

Sprechen Sie das Thema Unternehmensnachfolge zunächst in der Familie an, um einfach mal die ersten Gedanken in Gang zu setzen. Und auch in Ihrem Mitarbeiterstamm gibt es bestimmt Menschen, die jetzt schon viel Verantwortung übernehmen und ggf. auch für eine Geschäftsnachfolge in Frage kommen würden. Sollte sich hieraus nichts ergeben, dann gibt es immer noch den freien Markt. Seien es Berufskollegen aus Ihrer Stadt oder auch klassische Investoren. Je eher Sie mit diesem Prozess beginnen, umso besser können Sie alle notwendigen Weichen stellen und den geeigneten Käufer ausfindig machen.

AUS DER PRAXIS FÜR DIE PRAXIS

Wer ist (m)ein Wunschpatient?

Was mir auf meiner Reise in der Physiotherapiebranche immer wieder begegnet: viele Therapeuten finden sich irgendwann in einer Endlosschleife aus „Abarbeiten" von Rezepten wieder und der einstmalige Enthusiasmus an der Arbeit als Therapeut ist verloren gegangen. Woran das liegen kann? Der eigene Terminkalender lässt es nicht zu, die Art von Behandlungen oder Patienten zu behandeln, wofür man eigentlich der Spezialist ist und/oder worin man selbst am meisten Begeisterung für empfindet. Das Gefühl der „Fließbandarbeit" führt dann dazu, dass der Job mehr Energie nimmt als schenkt und das berufliche Dasein immer tiefer hinterfragt wird. Doch warum spielt die Suche nach dem „Wunschpatient" hierbei eine Rolle? Und wie können Sie sich als Therapeut damit nicht nur selbst helfen, sondern auch Ihr Unternehmen nach vorne bringen?

Was ist ein „Wunschpatient"?

Ein Wunschpatient ist die Art von Behandlung, Termin, Typ Mensch… die Sie als Therapeut liebend gerne in Ihrem Kalender wiederfinden. Vielleicht kann man es als „Spezialisierung" beschreiben. Damit Sie es besser nachvollziehen können, nenne ich Ihnen mal ein paar Beispiele aus meinem beruflichen Alltag:

Eine Praxis in Bayern hat für sich im Therapeuten-Team definiert, dass der „Wunschpatient" der Praxis ein orthopädischer Akutpatient ist, der eine Affinität zur Bewegung hat sowie die Initiative mitbringt, eigenverantwortlich die Therapieergebnisse zu unterstützen (z.B. durch „Therapie-Hausaufgaben").

Eine andere Praxis wiederum ist das Thema „Wunschpatient" nicht im Kollektiv, sondern sehr individuell angegangen und hat jeden einzelnen

Therapeuten seinen Wunschpatienten definieren lassen. In diesem speziellen Fall insbesondere definiert durch das verschriebene Heilmittel. Dann wurde der Kalender eines jeden genau mit diesen Heilmitteln bestmöglich gefüllt.

Das sind nur zwei Beispiele, um Ihnen das „Konzept Wunschpatient" zu veranschaulichen und Ihnen zu verdeutlichen, welche unterschiedlichen Ausgestaltungen es annehmen kann.

Gibt der Markt das her?

Um das Thema „Wunschpatient" richtig aufzurollen, gilt es die Rahmenbedingungen unserer Branche zu prüfen, ob das Angebot und die Nachfrage eine „Spezialisierung" ermöglichen.

Fangen wir bei der Angebotsseite an:

Das Angebot an Physiotherapie ist durch das notwendige Examen sowie den aktuellen Fachkräftemangel begrenzt. In der Physiotherapie ist außerdem hervorzuheben, dass es unterschiedliche Heilmittel/Positionen gibt. Viele davon benötigen zusätzliche Qualifikationen: Manuelle Therapie, Manuelle Lymphdrainage, Krankengymnastik am Gerät, Neurologische Krankengymnastik und noch vieles mehr. Ein Therapeut entscheidet sich also im Laufe des Berufslebens, in welche Richtungen die persönliche „Spezialisierung" gehen soll beziehungsweise was einem „Spaß & Freude" bereitet. Und genau so individuell sind am Ende auch die Behandlungsvorlieben und Einsatzmöglichkeiten eines jeden Therapeuten.

Kommen wir nun zur Nachfrageseite:

Um sich zu „spezialisieren", muss man erst prüfen, ob der Markt auch genug „Quantität" an Nachfrage hergibt, diese „Nische" zu rechtfertigen. Die Physiotherapie ist ein Heilmittel, das in allen Altersgruppen verschrieben wird, für Sportler als auch Nicht-Sportler in

Frage kommt und orthopädische sowie neurologische Schwerpunkte abdeckt. Unser Gesundheitssystem ermöglicht es, dass die Physiotherapie einem jeden Bürger in Deutschland bei zutreffender Diagnose und Verordnung zugänglich ist. Die hohe Nachfrage nach Terminen bzw. das Unterangebot an freien Therapiezeiten erleben Sie selbst täglich in Ihrem Kalender.

Sie merken, worauf ich hinaus möchte: Patienten, die ein Heilmittel in der Physiotherapie verschrieben bekommen, sind am Ende ein Spiegelbild unserer bunten und breiten Bevölkerung und somit ein Markt mit enorm hoher sowie in gewissen Teilen diverser Nachfrage bzw. diversen Eigenschaften der Nachfragenden. Wie kann man es kurz zusammenfassen? Es gibt in unserer Branche einen bunten Blumenstrauß. Natürlich gibt es einige Heilmittel, die viel häufiger verordnet werden als andere. Nichtsdestotrotz ermöglicht das Überangebot an Patienten den Praxen/Therapeuten (bedauerlicherweise) die Chance, sich auf spezielle Themen zu spezialisieren und nicht „Alles und Nichts" sein zu müssen.

Wie kann das für Sie Realität werden?

Hier gilt es einen 3 Punkte-Plan zu befolgen:

1. Definition des „Wunschpatienten": Als Praxisinhaber sollten Sie ein Projekt/Workshop ins Leben rufen, um das Thema „Wunschpatient" in Ihrer Praxis zu definieren. Am besten gemeinsam mit Ihrem Team. Dabei kann es unterschiedliche Herangehensweisen geben: Zum einen könnte man für die Praxis einen „Wunschpatienten" oder mehrere „Wunschpatienten" bestimmen, auf welche sich das gesamte Unternehmen spezialisieren möchte. Man kann es aber auch Kleingliedriger angehen und jeder Therapeut sowie jede Therapeutin bestimmt für sich selbst den „Wunschpatienten".

2. Vermarktung der Wünsche: Die Definition des Wunschpatientens ist der erste Schritt. Entscheidend ist jedoch, dass diese „Wünsche" beziehungsweise Spezialisierung auch kommuniziert werden. Wie? Über Marketing. Positionieren Sie sich auf den Sozialen Medien, auf Google, mit Ihrer Internetseite, in den Köpfen Ihrer Patienten… genau in diese Richtung. Nur so fühlt sich diese Zielgruppe auch angesprochen und bestens abgeholt. Tun Sie dies nicht, überlassen Sie alles dem Zufall. Und der Zufall spiegelt am Ende einen „Querschnitt" aller Patienten wider, die sich in Ihrer Praxis einfinden. Wünsche sind so kaum zu berücksichtigen.

3. **Strukturierung im Praxismanagement:** Natürlich ist auch das Praxismanagement - also die Fachkräfte an der Rezeption - dafür verantwortlich, welcher Therapeut welchen Patienten behandelt. Auch hier können Wünsche berücksichtigt werden. Das kennen Sie aber auch schon aus dem jetzigen Alltag, denn es gibt ja die zuvor beschriebenen Zusatzqualifikationen für bestimmte Heilmittel, bei denen eine solche Zuordnung schon stattfinden muss.

Was bedeutet das für Sie?

Das Konzept „Wunschpatient" ist kein Muss. Doch da ich erlebe, dass immer mehr meiner Kollegen und Kolleginnen die Lust an der Arbeit verlieren, da es an Qualitäten in der Unternehmensführung mangelt, solche Art von Gedanken überhaupt mal in Betracht zu ziehen. Also muss ich Sie innig darum bitten, das Gelesene auf Notwendigkeit für sich, für Ihr Team und für Ihre Praxis zu prüfen. Wenn Sie Fragen oder Hilfe dabei benötigen, stehe ich Ihnen gerne zur Verfügung.

Mehr Nachhaltigkeit für den Patienten - die aktive Trainingstherapie

Nachhaltigkeit. Nicht nur aus ökologischer Sicht spielt das Konzept eine immer größere Rolle. Im Alltag werden wir an Nachhaltigkeit oftmals erinnert, um endliche Ressourcen zu sparen und begrenzte Ressourcen nicht zu sehr zu belasten. Das lässt sich auch auf die Physiotherapie übertragen: Wenn Sie bei Ihren Patienten einen nachhaltigen Therapieerfolg erreichen, schonen Sie Ihre „Ressource" Therapie und können Ihre Leistungen einem breiteren Patientenkreis schneller zur Verfügung stellen. Doch das bedeutet ein Umdenken in den Prozessen der Physiotherapie.

Wenn ich Kollegen aus der Branche frage, wie nachhaltig die Verordnungen die Gesundheit Ihrer Patienten beeinflussen, bekomme ich ein klares Bild: Bei 20% der Patienten tritt ein nachhaltiger Therapieerfolg durch die physiotherapeutische Behandlung ein, wobei bei 80% der Patienten sich nur ein geringer bis gar kein nachhaltiger Therapieerfolg zeigt. Deshalb stehen letztere Patienten viel schneller wieder auf der Matte der Praxis, als es den Therapeuten lieb ist. Doch woran liegt das? Sind die Maßnahmen der Physiotherapie nicht wirkungsvoll genug?

Engpass 1: Zeit

An den Maßnahmen liegt es keineswegs, denn deren Wirkung ist wissenschaftlich nachgewiesen. Allerdings ermöglichen die gegebenen Rahmenbedingungen der Krankenkasse für den Patienten meist nicht mehr als eine Symptombehandlung. Im gesetzlichen Krankenkassensystem ist ein bestimmtes

Zeitintervall bzw. eine Häufigkeit für die Behandlungen vorgesehen, welches vom Therapeuten nicht groß beeinflussbar ist. Es sei denn, man möchte auf Umsatz verzichten und therapiert länger, als es die Krankenkasse der Praxis bezahlt. Und die von der Krankenkasse definierte Zeit reicht meist nicht aus, um eine tiefgehende Ursachenanalyse beziehungsweise eine adäquate Behandlung stattfinden zu lassen. Unter diesen Bedingungen lässt sich kein nachhaltiger Therapieerfolg umsetzen.

Engpass 2: Eigenverantwortung

Der zweite Engpass liegt dann nicht mehr beim Therapeuten, sondern beim Patienten. Viele Therapeuten geben dem Patienten Hausaufgaben mit auf den Weg. Die Bitte ist immer gleich: „Bitte führen Sie diese zusätzlich zur Therapie vor Ort eigenständig – z.B. zu Hause - durch." Eine eigenständige Umsetzung geschieht bei den Patienten zu Hause eher selten. Ich habe dafür auch Verständnis: Sein Verhalten im Alltag beziehungsweise seine Gewohnheiten ohne fremde Hilfe zu ändern, fällt jedem schwer. Es ist wie beim Zahnarzt, der zusätzlich zum Zähneputzen die Zahnseide und regelmäßige Mundspülung empfiehlt, doch es zuhause an der Umsetzung dafür fehlt. Das Zähneputzen wiederum hat man durch seine Eltern beigebracht bekommen und es wurde regelmäßig zusammen trainiert. Deshalb hat dieses – auch eher lästige Ritual – es erfolgreich geschafft Einzug in unsere Routinen zu gewinnen. Ähnlich geht es unseren Patienten da draußen. Die notwendige Eigenverantwortung für die Verhaltensveränderung im Bereich der zusätzlichen Bewegung beziehungsweise Übungen fehlt.

Da Sie nun die beiden Engpässe kennen, lässt sich auch Abhilfe schaffen.

Lösung 1: Mehr Zeit = Mehr Erfolg

Zur Problemlösung der zeitlichen Ressource müssen Sie in Ihrer Praxis die Patienten insgesamt besser aufklären. Der Patient muss wissen, dass die Grundversorgung durch die Krankenkasse oft nicht mehr als einen „ausreichenden" Behandlungserfolg vorsieht. So steht es auch in §12 SGB V: „(1) Die Leistungen müssen ausreichend, zweckmäßig und wirtschaftlich sein; sie dürfen das Maß des Notwendigen nicht überschreiten.".

Das Wort „ausreichend" kennen Sie und ich aus der Schulzeit: Es entspricht einer Note 4 und sie ist alles andere als befriedigend. Damit lässt sich ein sehr guter und nachhaltiger Behandlungserfolg per Definition schon schwierig umsetzen. Deshalb empfiehlt es sich eine systematische Empfehlungsstruktur in Ihrer Praxis zu etablieren, indem die Empfangskräfte und Therapeuten Patienten mit dem Bedarf und Wunsch nach mehr Therapiezeit entsprechend beraten.

Natürlich können Sie jetzt den Einwand anbringen: „Unsere Terminbücher sind doch schon voll." Das stimmt zwar, aber Sie können dennoch Patienten mit zusätzlicher Behandlungszeit versorgen. Das erlebe ich tagtäglich. Und aus der Erfahrung von über 150 Therapiepraxen buchen mindestens 25 % der akuten Neupatienten diese Möglichkeit eines „besseren" Therapieerfolgs durch zusätzliche Zeit mit dem Therapeuten auch dankend hinzu. Sie müssen nur optimal über den Nutzen aufgeklärt werden.

In der Praxis steht dem Therapeuten dann zusätzlich zu den 6 mal 20 Minuten Krankengymnastik nun 6 mal 20 Minuten zusätzliche Zeit zur Verfügung. Dieser Aufenthalt von 40 Minuten pro Besuch des Patienten ermöglicht nicht nur eine bessere Ursachenanalyse, sondern schafft auch die Grundlage für das Begleit- bzw. Nachsorgeprogramm beim Patienten: die aktive Trainingstherapie. In dieser zusätzlichen Zeit können jetzt die sonst so selten umgesetzten Hausaufgaben auch direkt mit dem Patienten geübt bzw. als Routine verankert werden. Die Chance für einen nachhaltigen Therapieerfolg steigt.

Lösung 2: Eigenverantwortung unter Anleitung

Die Eigenverantwortung des Patienten kann durch die zusätzliche Behandlungszeit dahingehend unterstützt werden, dass Routinen gemeinsam mit dem Patienten aufgebaut werden. Doch sobald das Rezept „abgearbeitet" und der Patient wieder seinem Schicksal überlassen wird, verschwindet der gute Vorsatz. Zumeist ist der Zeitraum für die verhaltensverändernden Maßnahmen unter Anleitung oft zu gering. Deshalb sollte der nächste logische Schritt für einen nachhaltigen Therapieerfolg erfolgen, nämlich die Empfehlung der Durchführung einer aktiven Trainingstherapie als Selbstzahlerleistung.

Der Großteil der modernen Physiotherapiepraxen hat dies schon erkannt und eine Trainingstherapiefläche etabliert. Allerdings gilt es diese auch den Patienten strukturiert zu empfehlen. Sowohl während, aber insbesondere nach der Therapie muss es für die Patienten eine Möglichkeit geben, die aktive Trainingstherapie unter fachkundiger Anleitung auch außerhalb der Rezeptverordnung durchzuführen. Damit knüpfen die Patienten direkt an die Therapie an und die Patienten übernehmen immer mehr Eigenverantwortung für ein aktiveres Leben, welches sie sich nun unter Anleitung „aneignen" können. Wie beim Beispiel des Zähneputzens mit den Eltern oder wie es ein jeder von uns machen würde, der Tanzen lernen möchte: man holt sich regelmäßige Hilfe, bis man es selbst beherrscht. Nur so werden Patienten durch die Trainingstherapiefläche zu Mitgliedern, welche regelmäßig in Ihre Praxis kommen, um ihre Gesundheit in Eigenverantwortung zu verbessern und zu erhalten.

Sie haben schon eine aktive Trainingstherapie, die sie noch besser strukturieren möchten oder Sie spielen erst mit dem Gedanken, eine solche zu integrieren? In beiden Fällen kann ich Ihnen gerne unter die Arme greifen, melden Sie sich einfach bei mir.

Warum der Umsatz pro Therapiestunde wichtig ist!

Sagen wir es, wie es ist: Meist sind Inhaber einer Therapiepraxis ausgezeichnete Therapeuten. Doch die wenigsten kontrollieren ihre betriebswirtschaftlichen Zahlen oder erkennen gar die Notwendigkeit. Das liegt auch daran, dass in der Ausbildung zum Physiotherapeuten das Thema Betriebswirtschaft eine geringe bis gar keine Rolle spielt. Für viele Inhaber läuft deshalb das Geschäft blendend, wenn die Terminbücher voll sind, sie derzeit kein Personalproblem haben und sie so viel Gewinn erzielen, sodass sie sich als Inhaber ausreichend Gehalt auszahlen können. Doch das bedeutet nicht, dass das Umsatzpotenzial bestmöglich ausgeschöpft wird, das Unternehmen ausreichen Rücklagen bildet, die Mitarbeiter angemessen und wettbewerbsfähig bezahlt werden können, das Risiko des Unternehmens ausreichend finanziell vergütet wird. Lassen Sie mich Ihnen erklären, warum betriebswirtschaftliche Kennzahlen in der Therapie eine Rolle spielen und wieso der Umsatz pro Therapiestunde für Sie als Inhaber wichtig ist.

Das Unternehmertun und das Risiko

Ich möchte Sie mit folgenden drei Gründen dafür sensibilisieren, warum Ihre Unternehmung finanziell mehr für Sie abwerfen sollte als nur ein gutes Gehalt.

Grund 1: Unternehmensrücklagen

Als Inhaber tragen Sie das volle Risiko für die Unternehmung. Wenn sie Ihre Unternehmung nicht als Kapitalgesellschaft betreiben, tragen Sie das finanzielle Risiko sogar privat haftend.

Also müssen Sie ausreichend Unternehmensrücklagen aufbauen, um Krisen zu überstehen, Investitionen zu tätigen und besonders wichtig - ruhig schlafen zu können.

Folgendes Szenario kennen Sie auch: Ein Therapeut verlässt das Unternehmen, geht in Elternzeit oder ist längerfristig krank. Sie haben ein Termingeschäft und damit reduzieren sich bei Verdienstausfall automatisch Ihre Umsätze, doch Ihre Kostenstruktur bleibt relativ stabil. Der Gewinn bricht ein und Sie müssen auf Ihre Rücklagen zurückgreifen.

Eine alte Faustformel besagt, dass eineinhalb Monatsumsätze „auf der hohen Kante" Ihres Unternehmens liegen sollten. Wenn Sie also monatlich einen durchschnittlichen Umsatz von 100.000 € erwirtschaften, sollten sie als gesundes Unternehmen mindestens 150.000 € an Rücklagen bereithalten.

Grund 2: Private Rücklagen

Viele Praxisinhaber sind selbstständig oder werden zumindest sozialversicherungsrechtlich als solche eingestuft. Das bedeutet für Sie, dass Sie sich selbst um Ihre private Krankenversorgung, private Altersversorgung, Ihr Arbeitsunfähigkeitsrisiko und vieles mehr kümmern müssen. Insbesondere die Bildung von privaten Rücklagen für das Alter betrachten viele selbstständige Kollegen und Kolleginnen zu selten. Doch wie viel Privatvermögen brauchen Sie als Selbstständiger am Ende Ihres Arbeitslebens, wenn Sie selbst Ihre private Altersvorsorge und Krankenversicherung organisieren müssen? Ich möchte mit Ihnen die Faustformel teilen, die mir mein „Mentor" damals an die Hand gegeben hat:

- 30 Jahre alt: Jahreseinkommen als liquides Privatvermögen
- 40 Jahre alt: vierfaches Jahreseinkommen als liquides Privatvermögen
- 50 Jahre alt: siebenfaches Jahreseinkommen als liquides Privatvermögen
- 60 Jahre alt: neunfaches Jahreseinkommen als liquides Privatvermögen
- Eintritt ins Rentnerdasein: zehnfaches Jahreseinkommen als liquides Privatvermögen

Wenn Sie das hier lesen und noch in Ihren Dreißigern sind, dann können Sie damit gegebenenfalls noch nicht viel anfangen. Wenn Sie jedoch in Ihren Fünfzigern sind, ist Ihnen alles viel greifbarer. Je mehr Sie verdienen, umso höher ist Ihr Lebensstandard. Deshalb bemessen Sie Ihre liquiden Altersrücklagen am besten auch an Ihrem „Einkommen". Ihnen und mir ist klar, dass man am Ende des Arbeitslebens auch noch genug „Leben" vor sich haben möchte. Und damit man weitere 20 Jahre ohne geregelte Einnahmen auskommt, braucht man ausreichend Rücklagen!

Grund 3: Fachkräftemangel

Mir geht es genauso wie Ihnen: Auch ich kann dieses Wort schon fast nicht mehr hören. Aber was in Medien und der Öffentlichkeit heiß diskutiert wird, muss uns beschäftigen, denn auch in unserer Branche herrscht ein Fachkräftemangel, der zum Teil „hausgemacht" ist. Natürlich sind die Vergütungssätze der Krankenkasse keine „große Hilfe", den Job des Therapeuten finanziell attraktiv zu gestalten. Allerdings haben Sie einen gewissen strategischen Spielraum, um Ihr Unternehmen so aufzubauen, dass Sie Ihre Mitarbeiter überdurchschnittlich gut bezahlen können. Zwar spielen auch weiche Faktoren eine große Rolle bei der Mitarbeitergewinnung und -bindung, aber das Gehalt hat insbesondere seit dem Jahr 2020 – sowie generell in Krisenzeiten – wieder an Relevanz gewonnen. Doch Gehalt lässt sich nur gut planen und anbieten, wenn man alle Stellschrauben seines Unternehmens kennt und zu bedienen weiß. Somit kommen wir zum nächsten Abschnitt.

Warum brauchen Sie Kennzahlen?

Durch Kennzahlen wird Ihre operative Leistung messbar und selbstverständlich auch vergleichbar. Damit meine ich nicht nur vergleichbar mit den Kennzahlen anderer Praxen, sondern auch mit den Werten Ihres Unternehmens aus der Vergangenheit und insbesondere mit dem Zielwert, den Sie anstreben.

Was genau bedeutet „Umsatz pro Therapiestunde"?

Sie können diese Zahl einfach für jeden Ihrer Therapeuten berechnen, indem Sie sich bei jedem Mitarbeitenden anschauen, wie viele Stunden in der Woche regulär für die Erbringung von Therapieleistungen - und die damit im direkten Zusammenhang stehenden Aufgaben wie Dokumentation, Fahrzeiten zu Hausbesuchen etc. - eingeplant sind.

Als Beispiel: Ihre Therapeutin Anja arbeitet 40 Stunden die Woche. Sie ist mit 35 Stunden die Woche für die Erbringung von Therapie sowie 3 Stunden pro Woche für Präventionskurse eingeplant und 2 Stunden pro Woche hilft sie an der Rezeption aus. Somit beziehen wir die 35 Stunden Therapiezeit in unsere

Rechnung mit ein. Diese Zahl steht im Nenner. Nun ermitteln Sie mithilfe Ihres Patientenverwaltungsprogramms den Wert der tatsächlich stattgefundenen Termine, den Anja Woche in einer Woche erwirtschaftet hat. Diese Zahl kommt in den Zähler unserer Rechnung.

Als Beispiel: In der KW 32 hat Anja Therapieleistungen im Wert von 2.865,20 € erbracht. Hier werden nur die tatsächlich erbrachten Behandlungen berücksichtigt (egal ob für PKV-Patient, GKV-Patient oder Selbstzahler).

Jetzt nehmen Sie diesen Wert der tatsächlich erbrachten Leistungen dieser Woche und teilen diesen durch die für Therapie eingesetzten Stunden. In diesem Fall erzielen wir hier einen Wert von 81,86 €/h, da wir 2.865,20 € durch 35 Stunden teilen. Anja hatte diese Woche also einen Umsatz pro Therapiestunde in Höhe von 81,86 € erwirtschaftet.

Für welchen Betrachtungszeitraum ist diese Kennzahl sinnvoll?

Dieses Vorgehen sollten Sie jetzt perspektivisch für die kommenden 12 Monate so fortführen und den Mittelwert aus all diesen Zahlen ziehen. Denn in einem Jahr wird viel passieren: Anja wird mal krank sein, es wird Wochen mit Feiertagen geben, Anja wird Urlaub haben und Ihre Auslastung ist aufgrund von Hitzewellen im Sommer oder Glatteis im Winter nicht wie üblich. All das schmälert in diesen Wochen auch Anjas durchschnittlichen Umsatz pro Therapiestunde. Dafür hat man nun nach 12 Monaten aber einen aussagekräftigen Mittelwert, weil nun alle „jährlichen Ereignisse" bestmöglich berücksichtigt sind.

Gibt es Erfahrungswerte für die Kennzahl „Umsatz pro Therapiestunde"?

Damit Sie eine Einschätzung darüber treffen können, welcher Umsatz pro Therapiestunde schlecht, gut oder zu erwarten ist, stellen wir folgendes Szenario auf:

Therapeutin Anja hat keinerlei Fortbildungen und erbringt in Ihrer Therapiezeit nur Krankengymnastik für gesetzlich-versicherte Patienten. Bei einer 20 Minuten-Taktung kann sie somit drei Krankengymnastik-Therapieeinheiten à derzeit 27,80 € erbringen. Selbst wenn Sie ein starkes Praxismanagement an der Rezeption besitzen und Ihre Warteliste gut gefüllt ist, lässt sich bei 100% geplanten Terminen ein Ausfall von 5% nicht verhindern.

Außerdem hat Anja auch 30 Tage Urlaub im Jahr. Somit fehlt sie jährlich sechs Wochen, in denen sie Behandlungen hätte leisten können. Von den ursprünglichen 52 Wochen müssen demnach sechs Wochen für die Berechnung des Umsatzes abgezogen werden, d.h. 11,5% gehen verloren.

Weitere zwei Wochen Abzug sind Feiertagen zu verdanken. In unserem Szenario kalkulieren wirr 10 Feiertage, die auf einen Arbeitstag fallen. Für Rechnung fehlen müssen also weitere 2 Wochen Abzug berücksichtigt werden, also 3,8%.

Zusätzlich lässt es sich wohl kaum vermeiden, dass Anja gelegentlich krank wird und zu Hause bleiben muss. Der deutsche Arbeitnehmer war laut statistischem Bundesamt im Jahr 2023 durchschnittlich 15,2 krank gemeldet. Somit sind dies weitere ca. 3 Wochen, die wir abziehen müssen, was 5,8% entspricht.

Alles zusammen werden 26,1% von den 83,40€ (3x KG für 27,80€) abgezogen, um bei einem durchschnittlichen Stunden-Umsatz von 61,63€ pro Physiotherapeuten zu landen. Diese 61,63€ können Sie als „Benchmark" verstehen.

Kann dieser Wert in der Praxis abweichen?

Selbstverständlich. Es gibt unzählige Gründe, warum dieser Wert so schwankt. Die Ursachen für einen geringeren Umsatz pro Therapiestunde können sein:

- Sie geben mehr Urlaub als 30 Tage pro Jahr.

- Sie geben Sonderurlaub für Fortbildungen.

- Sie haben einen überdurchschnittlichen Krankheitsstand.

- Sie haben eine zu geringe tatsächliche Auslastung.

- Sie haben keinen 20-Minuten Takt (sondern bspw. 25 Min. oder 30 Min. für eine KG).

- Sie haben zu viele Termine, die kurzfristig abgesagt und nicht mehr gefüllt werden können.

- Sie leisten überdurchschnittlich viele Heilmittel mit einem geringeren Minutensatz als die Krankengymnastik (z.B. manuelle Lymphdrainage).

- Sie haben keine gut strukturierten Hausbesuchsrouten.

- Sie dokumentieren nicht innerhalb der Terminzeit, sondern in zusätzlichen „Doku-Zeiten".

Als Gründe für einen höheren Umsatz pro Therapiestunde sind neben dem Nichtzutreffen der zuvor genannten Gründe zu nennen:

+ Ihr Therapeut erbringt höherwertige Heilmittel (z.B. manuelle Therapie, KG-ZNS).

+ Sie haben PKV-Patienten mit einem höheren PKV-Satz (z.B. 1,8-fach).

Wo liegt denn ein guter Wert?

Dazu möchte ich meine Erfahrungswerte als Sachverständiger für Gesundheitsanbieter und in meiner Tätigkeit als Geschäftsführer einer Unternehmensberatung für Therapiezentren teilen, die von „sehr gut" (A) und „ungenügend" (E) bei der Kennzahl „Umsatz pro Therapiestunde" reichen. Zu beachten ist, dass diese Werte ausschließlich für die Physiotherapie gelten.

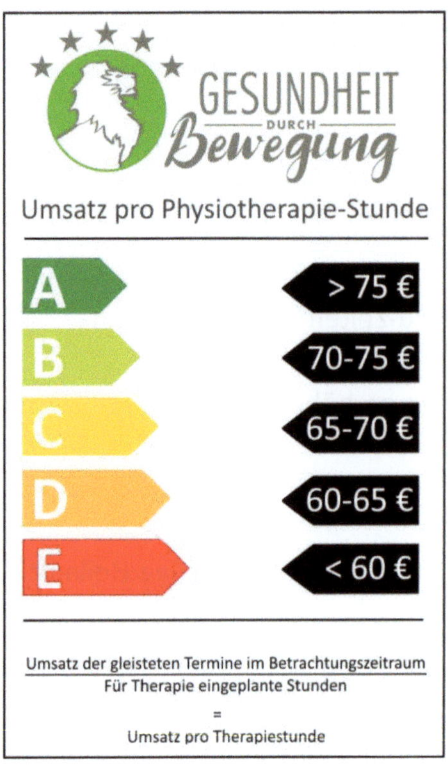

Kann man mit dieser Kennzahl eine umsatzbasierte Prämie erstellen?

Natürlich lässt sich diese Kennzahl auch als Grundlage für eine Prämie für alle Therapeuten, das gesamte Team oder jeden Mitarbeiter individuell nutzen. Gerade die letzten Jahre und die aktuelle Zeit sind vom Wunsch nach Gehaltserhöhungen in unserer Branche geprägt. Auch als Inhaber sind Sie interessiert, Ihre wertvollste Unternehmensressource, Ihre Mitarbeiter, gut zu bezahlen. Allerdings muss im Betrieb ein Verständnis dafür aufgebaut werden, dass es nur dann mehr Gehalt geben kann, wenn das Unternehmen auch mehr Geld verdient hat. Wo kein zusätzliches Geld ist, kann nicht mehr verteilt werden.

Kalkuliert das Unternehmen bei der Physiotherapie einen Umsatz pro angestellte Therapiestunde in Höhe von 61,63 € (netto), dann sollte damit auch die Grundversorgung des Unternehmens gedeckt sein. Das bedeutet alle Kosten wie Mitarbeiter, Fremddienstleister, Miete, Softwarelizenzen, Inventar, Gehalt für Geschäftsführung müssen bedient werden können und es muss genug Gewinn für die Bildung von Unternehmensrücklagen sowie für die Rendite des Inhabers übrigbleiben.

Wie genau die Kosten bei Ihnen aussehen und was Sie als „Mindestumsatz" pro Therapiestunde im Businessplan kalkuliert haben und dementsprechend erwirtschaften müssen, um alle Ihr und die Bedürfnisse des Unternehmens zu befriedigen, wissen natürlich nur Sie selbst. Und ggf. brauchen Sie ja doch mehr oder weniger Umsatz pro Therapiestunde, um ordentlich zu wirtschaften.

Was heißt das für Ihre Therapeuten?

Wir nehmen erneut das Beispiel von Anja. Sie ist 40 Stunden bei Ihnen angestellt und davon 35 Stunden für Therapie eingeplant. Wenn sie in diesen 35 Stunden Therapie mehr als 61,63€ (netto) pro Stunde erwirtschaftet, dann können Sie ihr vom Überschuss auch einen Anteil abgeben.

Wie sollte dieser Anteil berechnet werden?

Wie bereits beschrieben, ist der durchschnittliche Umsatz pro Therapeuten und pro Therapiestunde immer dann am aussagekräftigsten, wenn er für die letzten 12 Monate berechnet wird. Dann fließen in diesen 12 Monaten auch alle „Eventualitäten" wie Jahresurlaub, Krankheitswellen, Feiertage etc. ein, die sich auf den Umsatz auswirken.

Doch zurück zur Provisionsberechnung: Natürlich motiviert eine nur alljährlich ausgezahlte Provision nicht jeden optimal, da sie nur alle 12 Monate spürbar ist. Deshalb entscheiden sich viele Therapiepraxen für eine dreimonatliche Auswertung und Provisionsauszahlung.

Was bedeutet das? Sie berechnen die Summe der erbrachten Leistungen aus den 3 Monaten und teilen es durch die Summe der für Therapie eingeplanten Stunden der 3 Monate.

Am Beispiel von Anja könnte das lauten: Summe aller erbrachten Leistungen der letzten 3 Monate i.H.v. 32.145,75 € geteilt durch 13 Arbeitswochen geteilt durch 35 Wochenstunden Therapiezeit = 70,65 € pro Therapiestunde.

Anja hat in diesen 3 Monaten also 9,02 € pro Stunde mehr erwirtschaftet als der von Ihnen festgelegte Grundumsatz von 61,63 €.

Was passiert nur mit diesem Überschuss?

Der Überschuss pro Stunde von 9,02 € könnte dann paritätisch auf das Unternehmen, den Inhaber/die Geschäftsführung und Anja als Mitarbeiter verteilt werden. Warum? Das Unternehmen muss Rücklagen für Investitionen und schlechte Zeiten bilden, die Geschäftsführung trägt die Verantwortung bzw. der Inhaber das Risiko und Anja erhält als Mitarbeiterin eine Provision.

In diesem Fall sieht die Berechnung wie folgt aus:

9,02 € geteilt durch 3 Parteien mal 35 Wochenstunden mal 13 Wochen. Das sind dann 1.368,03 €, die das Unternehmen zugunsten von Anja vergeben darf. Achtung: Dabei sollte es sich jedoch um das Arbeitgeber-Brutto handeln, was die umgangssprachliche Bezeichnung für die Summe aller Lohnkosten ist, die ein Arbeitgeber für einen Mitarbeiter zahlen muss. Die gesetzlich vorgegebenen Lohnnebenkosten für Arbeitgeber (Sozialversicherung, Umlagen, etc.) kalkulieren wir hier mal mit 23% des Arbeitsentgeltes. Damit ergibt sich für Anja am Ende eine Arbeitnehmerbrutto-Provision in Höhe 1.112,22 € für die drei Monate.

Durchschnittlicher Umsatz pro Therapiestunde über alle Therapeuten

Natürlich spielt es für das Unternehmen eine große Rolle, wie der Schnitt dieser Kennzahl bei allen Ihren Therapeuten gestaltet ist. Also sollten Sie den durchschnittlichen Umsatz pro Therapiestunde über alle Therapeuten hinweg stets im Blick haben. Und es empfiehlt sich auch nur ein solches Provisionsmodell einzuführen, wenn Ihre Unternehmensstrukturen einen höheren Wert als die 61,63 € pro Therapiestunde ermöglichen, beispielsweise durch einen angemessenen PKV-Satz (1,8-fach oder höher) oder durch eine Vielzahl von höherwertigen Behandlungen (z.B. Manuelle Therapie).

Die Berechnung dieser Kennzahl für jeden einzelnen Mitarbeiter sollte jedoch auch dann geschehen, wenn sie kein Provisionsmodell haben. Denn Sie können dann hinterfragen, warum es Unterschiede bei dieser Kennzahl zwischen den einzelnen Mitarbeitern gibt und ob Sie die Möglichkeit haben, etwas zu tun, dass die Ausreißer nach unten geringer werden? Genau das führt zum nächsten Punkt.

Warum brauche ich diese Kennzahl?

Die Messung einer Kennzahl kann selbstverständlich nur ein Indikator dafür sein, ob Engpässe im operativen Geschäft oder Schwachstellen in der operativen Strategie vorliegen, die behoben werden sollten. Stellen Sie beispielsweise fest, dass 3 von ihren 6 Therapeuten am Ende des Jahres unter der magischen Grenze von 61,63 € landen, dann sollten Sie überlegen, woran es liegt. Und sie sollten dann auch versuchen, Maßnahmen zu ergreifen, damit das in Zukunft nicht mehr der Fall ist.

Außerdem lässt sich mit den Zahlen der Gegenwart und Vergangenheit die Zukunft besser prognostizieren: Was passiert mit Ihrem Gewinn, wenn Sie einen neuen Therapeuten einstellen? Wie verhält sich Ihre Rendite, wenn einer Ihrer Therapeuten in Elternzeit geht oder kündigt? Welchen Spielraum haben Sie für Gehaltserhöhungen?

Anhand der Beispiele konnte ich Ihnen hoffentlich die Notwendigkeit der Kennzahl „Umsatz pro Therapiestunde" aufzeigen. Zwar lassen hier keineswegs alle Eventualitäten, Details oder gar Ihre individuelle Situation abbilden. Hoffentlich motiviert Sie das Rechenbeispiel, Ihr Unternehmen genauer zu inspizieren, Zahlen als „Lektüre" zu verstehen und Maßnahmen weniger aus dem Bauch, sondern auch unter hinzuziehen von

Fakten zu fällen. Scheuen Sie sich nicht, auch hierbei nach einem professionellen Rat zu fragen, falls Sie hier nicht weiterkommen.

Warum Sie in Ihre Online-Präsenz investieren sollten

Seien Sie ehrlich! Stellen Sie die Attraktivität, Aktualität und Funktionalität Ihrer Internetseite regelmäßig auf den Prüfstand? Posten Sie mit Ihrer Praxis drei Mal pro Woche etwas auf Instagram, TikTok oder Facebook? Haben Sie einen gepflegten Google-Auftritt?

Warum auch? Ihre Terminbücher sind voll. Über die Jahre haben Sie einen festen Patientenstamm aufgebaut. Sie können sich auf Weiterempfehlungen verlassen und die Patienten im Umkreis wissen, dass es Sie gibt. Doch darauf sollten Sie sich keineswegs ausruhen. Eine starke Online-Präsenz mit einer gut strukturierten und zielführenden Internetseite kann für Ihren unternehmerischen Erfolg enorm wichtig sein!

Und dabei geht es keineswegs um die „Schönheit" Ihrer Internetseite. Denn über Geschmack lässt sich streiten. Ihre Internetseite sollte folgende Kriterien erfüllen:

1. Attraktivität für neue Mitarbeiter ausstrahlen

Der Fachkräftemangel in der Physiotherapie wird uns auch in der Zukunft weiterhin begleiten. Also sind Sie mit Ihrer Praxis gut damit beraten, Ihre Internetseite auch auf die Gewinnung von Fachpersonal auszurichten. Denn wenn sich eine gute Fachkraft in Ihrer Umgebung mal für einen Jobwechsel entschließen sollte oder sich zumindest über andere berufliche Möglichkeiten informieren möchte, dann müssen SIE zur Stelle sein. Rund um die Uhr können Sie potenzielle Bewerber mit Ihrer digitalen Visitenkarte – Ihrer Internetseite – für Ihr Unternehmen begeistern. Dort kann der potenzielle Arbeitnehmer prüfen, ob Sie derzeit neue Mitarbeiter suchen und ob Sie im ersten Eindruck einen besseren Arbeitgeber abgeben als der Bisherige. Jobsuchende informieren sich über das Internet, also müssen genau dort präsent und attraktiv sein. Versetzen Sie sich in die Lage eines Therapeuten, der in Ihrer Stadt arbeiten möchte und bei Google „Physiotherapie in ORT" sucht. Taucht Ihre Praxis direkt an erster Stelle in den Suchergebnissen auf? Ist Ihre Praxis interessant genug präsentiert, dass ein „Fremder" Sie anklickt? Was erwartet den Therapeuten dann auf Ihrer Website? Wenn Sie jetzt nicht abliefern, dann verlieren Sie einen potenziellen Mitarbeiter.

Ist Ihre Online-Präsenz noch nicht darauf ausgelegt, potenzielle Bewerber über direkte Job-Angebote und schnelle Kontaktaufnahme auf Ihrer Internetseite oder den sozialen Medien für sich zu gewinnen, dann sollten Sie dies schnellstmöglich nachholen.

Selbsttest: 3 Schnelle Fragen

Tauchen Sie bei Google als erster Eintrag auf, wenn Sie „Physiotherapie ORT" suchen?

0 Ja 0 Nein

Haben Sie eine sofort sichtbare Kategorie „Karriere" oder „Job" auf Ihrer Internetseite?

0 Ja 0 Nein

Gibt es einen schnellen Weg für Bewerber mit Ihnen ohne großen Aufwand in Kontakt zu treten? (Kontaktformular speziell für Bewerber? Online-Bewerbungsformular?)

0 Ja 0 Nein

2. Kontakte generieren & die Rezeption entlasten

Ob Sie ein reines Therapieangebot haben oder auch eine attraktive Trainingstherapiefläche mit Mitgliederbereich. In beiden Fällen sollte Ihre Internetseite das Ziel verfolgen, die Kontaktaufnahme von potenziellen Patienten oder Kunden mit Ihrer Praxis so einfach wie möglich zu gestalten. Bieten Sie den Menschen ein großes Buffet an Möglichkeiten, sei es ein Anruf, Kontaktformular, ein Chat, eine digitale Rezepteinreichung, eine Maps Integration… Wichtig ist, dem Nutzer direkt auf Ihrer Startseite eine schnelle, einfache und individuelle Kontaktaufnahme zu ermöglichen. Entscheiden darf er sich ruhig selbst.

Natürlich erleichtert eine digitale Kontaktaufnahme z.B. über eine digitale Rezepteinreichung, einen WhatsApp-Chatbot oder über ein gut strukturiertes Kontaktformular der Rezeption die Steuerung. Denn wer kennt es nicht? Die Rezeption hat mal wieder alle Hände voll zu tun und auf einmal klingelt das Telefon bzw. ein neuer Patient möchte sein Rezept einreichen. An der Rezeption muss permanent reagiert werden. Der Stresslevel ist hoch und neue Patienten oder potenzielle Kunden tauchen oft zu den ungelegensten Zeitpunkten auf.

Wenn Sie jedoch mehr Menschen dazu einladen, ihr Anliegen erst einmal digital an Sie zu übermitteln – natürlich auf einem nutzerfreundlichen Weg – dann entspannt dies auch die Situation an der Rezeption. Die Empfangskraft kann Anfragen in einem passenden Moment bearbeiten und im Vorfeld schon mal freie Termine heraussuchen oder den Patienten im Praxisprogramm voranlegen. Es darf dann natürlich immer noch von der Rezeption ausgehend der Griff zum Telefon gewählt werden, um die Termine direkt abzustimmen. Jedoch ist die Rezeptionskraft nun selbstbestimmter darin, wann sie dies tut. Stellen Sie sich doch mal vor, jede Ihrer E-Mails wäre ein Anruf. Dann können Sie nachempfinden, wie sich Ihre Rezeption im Moment fühlt. Probieren Sie es doch mal aus. Sie werden sehen, es funktioniert wunderbar!

3. Der Ansprechpartner Nr. 1 für Ihr (Wunsch)Klientel werden!

Wollen Sie mehr orthopädische Patienten oder mehr Privatpatienten haben? Dann sollten Sie Ihre Online-Präsenz dahingehend prüfen und ausbauen. Möchten Sie von Unternehmen als Partner für Betriebliches Gesundheitsmanagement erkannt und ausgewählt werden? Dann müssen Sie Ihre Online-Präsenz darauf ausrichten. Beabsichtigen Sie gezielt Kunden für Ihren Trainingsbereich zu gewinnen? Dann ist auch hier Ihre Online-Präsenz der Schlüssel zum Erfolg.

Sie verstehen, worauf ich hinaus möchte. Sie müssen der Öffentlichkeit – und in diesem Fall ist damit das Internet gemeint – sagen WER Sie sind, WOFÜR Sie stehen und somit auch, wer bei Ihnen RICHTIG ist und wer nicht.

Setzen Sie dabei neben Ihrer Internetseite auf „Google Ads" (Werbeanzeigen in der Google Suche), „Google My Business" (das Google-Pendant zum Telefonbucheintrag) sowie auf die sozialen Medien wie bspw. Facebook oder Instagram. Denn dort beginnt die Suche Ihrer Zielgruppe.

Selbsttest

Haben Sie einen Google My Business-Eintrag, den Sie selbstständig oder professionell pflegen (lassen)?

0 Ja 0 Nein

Schalten Sie regelmäßig Google Ads Werbung, um für Ihre Zielgruppe präsent zu sein?

0 Ja 0 Nein

Haben Sie einen Social-Media-Auftritt (z.B. Facebook, Instagram), welcher 2-3 Mal pro Woche mit Beiträgen bespielt wird?

0 Ja 0 Nein

Ich weiß, dass nicht jeder von Ihnen ein Spezialist ist, wenn es um das Thema Website oder Social-Media geht. Das müssen Sie auch nicht, denn Sie sind ja in anderen Bereichen eine Koryphäe. Doch lassen Sie sich dann bitte von Menschen helfen, die die digitale Welt Ihr Zuhause nennen und im besten Fall auch die Physiotherapie-Branche gut verstehen. Ansonsten stehe auch ich Ihnen gerne zur Verfügung!

Wie Sie als attraktiver Arbeitgeber Mitarbeiter gewinnen und binden

Fühlen Sie sich als Praxisinhaber auch manchmal wie ein Schiffbrüchiger auf einer einsamen Insel? Sie rufen um Hilfe und Unterstützung, doch niemand kommt? Dieses Gleichnis beschreibt unseren Fachkräftemangel doch perfekt, oder? Früher suchten wir Arbeitgeber uns die Mitarbeiter aus – heute ist es umgekehrt! Deshalb müssen Sie sich als guter Arbeitgeber auf dem Markt positionieren, damit Sie für Ihre bestehenden Mitarbeiter, aber auch für Bewerber attraktiv bleiben. Und ich rede keineswegs nur vom Gehalt...

Ja, da ist er wieder! Der Engpass in nahezu jeder Branche: der Fachkräftemangel. Insbesondere bei uns Physiotherapeuten hinterlässt dies eine tiefe Wunde, denn der Fachkräftemangel trifft Sie als Praxisinhaber hart! Sie sind es oft selbst, die als „unfreiwillige Feuerwehr" agieren, unplanmäßig Überstunden einschieben sowie Terminverschiebungen bei Therapeutenausfällen koordinieren müssen.

Beim Fachkräftemangel in der Physiotherapie müssen Sie beide Seiten der Medaille betrachten: Mitarbeitergewinnung UND Mitarbeiterbindung. In beiden Fällen streben Sie danach, für Ihre Beschäftigten attraktiv zu sein bzw. zu bleiben. Bei der Entscheidung für oder gegen einen Arbeitgeber sind heute zumeist „harte" Faktoren wie Gehalt und Zuschüsse nicht mehr allein ausschlaggebend. Immer mehr wird das Urteil anhand von scheinbar „weichen" Faktoren wie die eigene Selbstverwirklichung, die Identifikation mit dem Unternehmen und der eigenen Arbeit und nicht zuletzt der Spaß bei der Arbeit gefällt. Und auch Punkte wie die Zukunftsfähigkeit der Branche bzw. des Jobs und somit die Arbeitsplatzsicherheit sind nicht zu unterschätzen.

Versetzen Sie sich dazu selbst mal in die Lage eines Bewerbers: Würden Sie sich gerne bei einer Praxis bewerben, deren Website veraltet, deren Social-Media-Auftritt kaum vorhanden und zu guter Letzt dessen Vision und Leitbild nirgends kommuniziert wird? Eine Praxis, die lediglich die Leistungen, die sie erbringt, in den Vordergrund stellt und das Thema „attraktive Rahmenbedingungen für Mitarbeiter" nicht optimal sowie präsent vermarktet, kann keine adäquaten Mitarbeiter gewinnen. Also stellen Sie genau das doch mal in den Vordergrund! Mit all Ihren attraktiven harten und weichen Faktoren, die Arbeitnehmer bei Ihnen bekommen und die Sie als Praxis dann auch auszeichnen bzw. einzigartig machen!

BEISPIELE FÜR FAKTOREN

✓ Gehalt: Selbstverständlich trägt eine angemessene Entlohnung für die getane Arbeit zur Mitarbeiterzufriedenheit bei. Doch der Faktor Geld wird als Motivator und Indikator für Zufriedenheit oft überschätzt.

✓ Bonuszahlungen: Damit verhält es sich ähnlich wie mit dem „Gehalt", allerdings mit dem Unterschied, dass ein Bonus mehr motiviert, da man sich den Bonus bei einem gemeinsam definierten Ziel „verdient" hat. Geben Sie Ihren Therapeuten bei der Vermittlung von zusätzlicher Behandlungszeit etwas vom Kuchen ab, dann haben alle etwas davon!

✓ Urlaub: Eine gesunde Work-Life-Balance spielt gerade bei jüngeren Menschen und/oder bei Menschen in einer gewissen Lebensphase (Elternsein) eine sehr große Rolle.

✓ Sicherheit: Jeder von uns möchte einen Arbeitsplatz, der „sicher" ist. Gerade wenn die Welt sich in einer „Krisenzeit" befindet, legen sie auf einen sicheren Arbeitsplatz Wert. Deshalb braucht Ihr Unternehmen auch Visionen für die Zukunft, die stets auf ihre Wirtschaftlichkeit geprüft werden müssen. Denn nur wenn Gewinne erwirtschaftet werden können, kann das Unternehmen Rücklagen für Krisen aufbauen.

✓ Attraktivität: Spielt nicht nur bei der Partnerwahl, sondern auch bei der Arbeitsplatzwahl eine große Rolle. Ein Unternehmen mit mehreren Abteilungen (Physiotherapie, medizinisches Trainingszentrum, Ergotherapie, Reha-Sport-Abteilung, EMS-Shop-in-Shop, Werteunterricht für Kinder) ist für den Arbeitnehmer attraktiver als eine „reine" Physiotherapie, da es mehr „Austausch" und mehr „Abwechslung" bedeuten kann.

✓ Selbstverwirklichung: Jeder Therapeut ist bei seiner Arbeit mit dem Wunsch angetreten, Menschen zu helfen. Deshalb müssen Sie ein System schaffen, das dem Therapeuten ermöglicht, seine Fähigkeiten bestmöglich einzusetzen. So haben Sie eine Win-Win-Win-Situation: zufriedene Therapeuten, gesunde Patienten, erfolgreiches Unternehmen.

✓ Wohlfühlatmosphäre: Auf der Arbeit verbringen wir viel Zeit in der Woche. Als Therapeut verbringen Sie oft mehr Stunden im Behandlungsraum als daheim im Wohnzimmer. Deshalb schaffen Sie eine Wohlfühlatmosphäre für den Therapeuten, nicht nur für den Patienten. Er muss sich gerne im Behandlungsraum aufhalten und alles griffbereit haben, was er benötigt sowie maximal durch Digitalisierung unterstützt werden, damit er es einfach hat.

Kurze Beispiele für ein paar Faktoren

Berechtigt ist die Frage, wie Sie in Ihrer Therapiepraxis diesen außergewöhnlichen harten und weichen Faktoren gerecht werden können, denn Sie sind ja auch gebunden an ein relativ starres System, geschnürt aus Kassensätzen, vorgegebenen Behandlungszeiten und weiteren Auflagen. „Think outside the box", sagt man doch so gerne. Und die Lösung für Ihre Mitarbeiterprobleme ist für Sie gar nicht so unerreichbar, wie es oftmals scheint.

Harter Faktor: Gehalt

Viele von Ihnen werden jetzt anbringen, dass die Krankenkassen-Sätze doch immer noch viel zu knapp kalkuliert sind, um „gute" bzw. für Ihre Region überdurchschnittlich hohe Gehälter zu zahlen. Dem muss ich natürlich zustimmen. Nichtsdestotrotz glaube ich, dass es Praxen gibt, die hier mit Ihrem Betriebskonzept auch unter diesen Rahmenbedingungen noch „zu geringe Gehälter" bezahlen (können), da sie unternehmerische Fehler machen, die Ihnen nicht bewusst sind.

Sie erinnern Sich an das Kapitel „Warum der Umsatz pro Therapiestunde wichtig ist!" und den kalkulierten Mindestumsatz von 61,63 € (netto) pro Therapiestunde, den jeder ihrer Therapeuten eigentlich erreichen müsste, wenn sie als Unternehmer keine großen „Fehler" machen oder besondere Ereignisse vorliegen. Bei diesem Mindestumsatz kann man einem Therapeuten mindestens 16,70 € (netto) pro Stunde bezahlen. Immer vorausgesetzt, dass Kostenpunkte wie beispielsweise ihre Miete, Rezeptionskräfte, Leasingverträge, Software-Verträge etc. nicht unangemessen hoch im Vergleich zu ihren eingesetzten Therapiestunden sind. Auch wenn ich von der Faustformel „Ein

Mitarbeiter darf ungefähr ein Drittel von dem kosten, was er dem Unternehmen an Umsatz erwirtschaftet" bei detaillierterer Betrachtung nicht viel halte, so kann man ihn jedoch als „Faustformel" ruhig anwenden. Erwirtschaften Sie in Ihrem Geschäftsbereich Physiotherapie also mindestens die 61,63 € pro Therapiestunde, dann können sie mit 16,70 € pro Stunde – also einem Gehalt von monatlich 2.890,- € (brutto) – bei einem Berufsanfänger kalkulieren. Diese 2.890,- € als Gehalt für einen 40 Stunden angestellten Therapeuten mag Ihnen sehr gering erscheinen, jedoch ist dies ja auch nur aufgrund des „Mindestumsatzes" exemplarisch kalkuliert worden. Mit Sicherheit ist noch einiges an Luft nach oben drin, denn wir sprechen hier ja von einem Mindestumsatz, der weder Privatpatienten, Selbstzahlerleistungen oder besser dotierte Heilmittel als die KG berücksichtigt hat. Also ob und wie sie den harten Faktor Gehalt als Ihr Alleinstellungsmerkmal herausarbeiten können, müssen Sie für sich individuell kalkulieren.

Harter Faktor: Urlaub

In unserer Branche sind mittlerweile 6 Wochen Jahresurlaub, also 30 Urlaubstage bei einer 5-Tage Woche, gang und gäbe. Hier helfen auch 2 oder 3 Tage mehr Urlaub nicht, Sie als besonderen Arbeitgeber hervorzuheben. Doch was würden Sie sagen, wenn Sie damit werben können, dass Ihre Mitarbeiter auch die kompletten Schulferien – also ca. 13 Wochen pro Monat – „Urlaub" bekommen können. Und das bei vollem Gehalt. Wie ist das möglich?

Nehmen wir an, Sie haben Ihre Therapeutin Anja angestellt und Sie arbeitet 5 Tage die Woche bei 20 Wochenstunden. Sie hat regulär 6 Wochen Urlaub. Da Anja schulpflichtige Kinder hat, spielt für Sie die Ferienzeit eine wichtige Rolle. Um Anja also die kompletten Schulferien „frei" zu geben, fehlen Ihr noch 7 Wochen. Dies kann über folgenden Weg ermöglich werden:

Das Jahr hat 52 Wochen, davon hat Anja 6 Wochen Urlaub, es fallen ca. 2 Wochen Feiertage auf einen Arbeitstag und sie ist 3 Wochen krank. Wenn Anja zusätzlich 7 Wochen frei bekommt, bleiben noch 34 Arbeitswochen übrig. Durch diese zusätzlichen 7 Wochen „Urlaub" fehlen dem Unternehmen jedoch 7 mal 20 Wochenstunden an Arbeitsleistung und Umsatz. Diese 140 Therapiestunden muss Anja nun als „Überstunden" auf Ihrem Arbeitszeitkonto in den 34 Arbeitswochen erbringen, die übrig bleiben. Sie muss also pro Woche ca. 4 Stunden „Mehrarbeit" erbringen, um Ihr Arbeitszeitkonto für die zusätzlichen 140 Stunden „frei" ausreichend zu füllen. Ein mehr als denkbares Szenario. Arbeitet Anja sonst immer von 8-12 Uhr, dann arbeitet Sie nun an 4 Tagen pro Woche von 8-13 Uhr. Dem Unternehmen entgeht kein Umsatz und Anja ist glücklich. Das gleiche Procedere lässt sich natürlich auch durchspielen, wenn jemand 40 Stunden pro Woche arbeitet. Wenn jemand mit 40 Stunden also auch 13 Wochen im Jahr frei haben möchte, dann muss er 8,25 Stunden Mehrarbeit pro Woche erbringen. Also anstatt 8 Stunden am Tag arbeitet er an 4 Tagen 10 Stunden und am fünften Tag 8,25 Stunden.

Dieses Modell mag nicht für jeden Arbeitnehmer attraktiv und auch nicht für jede Praxis umsetzbar sein, aber Sie merken dass es Möglichkeiten gibt, sich bei den harten Faktoren von anderen Arbeitgebern hervorzuheben und erfolgreich die Fachkräfte für sich zu gewinnen.

Weiche Faktoren: Selbstverwirklichung, Spaß, Weiterentwicklung etc.

Es gibt natürlich zahlreiche Möglichkeiten, attraktive weiche Faktoren als Alleinstellungsmerkmal in Ihrem Unternehmen herauszuarbeiten. Ich kann also unmöglich alles hier auflisten. Jedoch ist mir ein konkretes Beispiel sehr wichtig, da es in der Praxis oft zum Tragen kommt, weshalb ich dieses hier im Detail ansprechen möchte. Nach einigen Jahren des Praktizierens empfinden es viele Therapeuten als unbefriedigend, ihre Patienten im 20 Minutentakt „über die Bank zu schleusen". Zumal jeder weiß, dass dies auch für die meisten Patienten nicht die beste Lösung ist, da der Patient eigentlich mehr Behandlungszeit bräuchte und man als Therapeut mit mehr Zeit auch einen weitaus größeren Nutzen bieten könnten. Doch wie können Sie Ihren Therapeuten die Freiheit geben, Ihre Fähigkeiten richtig unter Beweis zu stellen? Auf jeden Fall nicht, indem Sie den Takt einfach auf 25 oder 30 Minuten erhöhen und eine KG oder MT somit mehr Zeit bei gleicher Vergütung bekommt! Denn das schmälert die Gewinnmarge und senkt die Möglichkeit angemessener Gehälter für Ihre Mitarbeiter. Unabhängig von dem, was die Blankoverordnung uns noch „flächendeckend" ermöglichen wird, gibt es bereits eine funktionierende Systematik, wie Ihre Therapeuten nach der „Kassenleistung" mit selbstzahlender Behandlungszeit ihre Patienten für weitere 20 Minuten begleiten können. Dadurch kann der Therapeut anstatt 20 Minuten nun insgesamt 40 Minuten mit den Patienten arbeiten. Er muss die zusätzlichen 20 Minuten natürlich nicht im Behandlungsraum verbringen, sondern kann beispielsweise auch eine attraktive Trainingstherapie anleiten. Ein weiterer Vorteil: Diese zusätzlichen 20 Minuten selbstzahlende Zeit haben natürlich nur Patienten, die es wollen und dementsprechend auch dankend annehmen sowie ein großes „Commitment" für die Arbeit des Therapeuten zeigen. Alles in allem hilft dieses System nicht nur den Patienten, sondern macht den Therapeuten glücklicher, weil seine Arbeit Wirkung zeigt und der Zeitdruck verschwindet! Somit wird der weiche Faktor „Spaß", „Selbstverwirklichung" und „Wertschätzung" beim Therapeuten befriedigt. Und diese weichen Faktoren spielen ab einem gewissen Gehalt eine weitaus größere Rolle als mehr Geld!

Schaffen Sie „unvergleichliche" Arbeitsplätze

Aufgrund des deutlichen Unterangebots an Therapeuten kann es für die Zukunft nur einen Weg geben: Stellen Sie sich als attraktiver Arbeitgeber auf, indem Sie die Arbeitsbedingungen für Ihre Mitarbeiter verbessern. Sie werden es Ihnen danken. Wie das im Detail aussehen kann, worauf Sie achten sollten und was genau zu tun ist, lässt sich am besten in einem persönlichen Gespräch klären. Melden Sie sich gerne bei mir!

STRESSFREI AN DER REZEPTION

Das Ausfallhonorar richtig umsetzen: Nutzen, Aufklärung, Durchsetzung

Das Herzstück einer jeden Praxis ist die Rezeption. Als „Praxismanagement" versorgt die Rezeption alle Akteure – ob Patient oder Mitarbeiter – mit den wichtigen Informationen des Arbeitsalltags. Klare Strukturen und einheitliche Prozesse ermöglichen den Rezeptionsfachkräften dabei einen optimalen Arbeitsablauf. Die Rezeption ist jedoch nicht nur für einen reibungslosen Arbeitsalltag entscheidend, sondern auch für das wirtschaftliche Fortbestehen der ganzen Praxis. Und ein wichtiger finanzieller Eckpfeiler einer jeden Praxis stellt das „Ausfallhonorar" dar.

Absagen bedeuten (finanziellen) Stress

Wir kennen es alle und es geschieht jeden Tag in deutschen Therapiepraxen: Morgens klingelt das Telefon oder der Anrufbeantworter wird abgehört und Behandlungstermine für den heutigen Tag werden noch abgesagt. Was löst das in uns aus? Stress! Da wir ein Termingeschäft haben, können wir nur Umsatz generieren, wenn die Termine auch stattfinden. Ein kurzfristig abgesagter Termin ist stets ein großes Risiko für den Umsatz der Praxis. Und von diesem Umsatz sollen schließlich gute Gehälter bezahlt werden, müssen Verbindlichkeiten wie Miete etc. beglichen werden und davon muss der Unternehmer auch gut leben sowie Unternehmensrücklagen aufbauen können. Und manchmal kommt es auch noch schlimmer: Patienten erscheinen ohne Absage nicht zu ihrem vereinbarten Termin. Der finanzielle Schaden ist vorprogrammiert!

Bei den kurzfristigen Terminabsagen rattert bei Rezeptionisten dann frühmorgens schon der Kopf, denn sie müssen überlegen, wie sich diese Lücke noch schnell mit welchem Patienten schließen lässt, um den Verlust so gering wie möglich zu halten. Das ist Stress pur! Und meist kommt nicht nur eine Absage pro Tag, sondern gleich mehrere. Und das bedeutet noch mehr Stress. Und wie beim Herzen so ist auch Stress beim Herzstück der Praxis – der „Rezeption" – auf Dauer für den gesamten Organismus existenzbedrohend. Also sind Sie als Praxisinhaber gut beraten, so viel „Stress" wie möglich von Ihrem Praxismanagement an der Rezeption fernzuhalten!

Das Ausfallhonorar als Pflichtmaßnahme

Was müssen Sie als Unternehmer also tun, um Stress zu verhindern und den finanziellen Schaden zu minimieren? Sie müssen ein Ausfallhonorar einführen, kommunizieren und durchsetzen. Deshalb sollten Sie in Ihrer Praxis zwingend mit jedem Neupatienten einen Behandlungsvertrag abschließen. Darin steht neben anderen wichtigen Bestimmungen die Regelung des Ausfallhonorars im Falle einer kurzfristigen Terminabsage bzw. eines Nichterscheinens, um über diese anfallenden Kosten vorab aufzuklären.

Das Ausfallhonorar kann entweder als eine Pauschale mit klaren Regelungen definiert werden oder es wird die tatsächliche Vergütung abzüglich „eingesparter" Verbrauchsmaterialien berechnet.

Die optimale Patientenaufklärung ist Ihre Pflicht

Unabhängig davon, wie Sie in Ihrer Praxis das Ausfallhonorar abbilden: Sie sind als Unternehmer bzw. Geschäftsführung in der Verantwortung, dass es funktioniert. Also sollten Sie Ihrem Praxismanagement an der Rezeption alle Hilfsmittel mit an die Hand geben, um die Patienten optimal über das Ausfallhonorar zu informieren. Und hier hilft es nicht, dem Patienten ein Blatt Papier oder ein teures Tablet in die Hand zu drücken, auf welchem der Behandlungsvertrag eigenständig im Wartebereich zu lesen und gegenzuzeichnen ist. Dann setzt der „AGB-Effekt" ein, den wir von Webseiten kennen: Jeder akzeptiert es, doch keiner weiß, was darin tatsächlich steht. Und dann haben Sie im „Schadensfall" unwissende Patienten ohne Verständnis für Ihre Regelungen.
Wie kann eine Lösung in der Praxis aussehen?

Die folgenden 3 Punkte verhelfen Ihnen zu weniger Terminabsagen und Stress für die Rezeption sowie zu mehr finanzieller Sicherheit für Ihre Unternehmung:

1. **Wann sollte die Aufklärung über das Ausfallhonorar erfolgen?**
    Bereits beim ersten Besuch des Patienten in der Praxis sollte die Rezeption über die wichtigsten Punkte im Behandlungsvertrag informieren. Und einer dieser Punkte ist die Ausfallregelung bzw. das Ausfallhonorar.

2. **Wie kann die Aufklärung stattfinden?**
    Formulieren Sie auf jeden Fall den Vorteil, den Ihre Patienten aufgrund dieser Regelung haben und werden

Sie dann aber auch so konkret wie möglich, damit es keine Fehlinterpretationen Ihrer Regelung gibt.

„Frau Müller, wir sind eine Bestellpraxis und Termine ersparen Ihnen sowie uns die Wartezeit. Ihr Vorteil: Bei uns können Sie bis 24 Stunden vor Terminbeginn Ihren Termin kostenlos absagen - aus welchen Gründen auch immer. Bitte haben Sie Verständnis dafür, dass wir Ihnen bei Terminabsagen unterhalb der 24 Stunden oder Nichterscheinen zum Termin – auch hier aus welchen Gründen auch immer: ob Stau, Krankheit, Aufsichtspflicht etc. – ein Ausfallhonorar in Höhe von 20 € privat in Rechnung stellen. Wenn Sie damit einverstanden sind, dann bitte ich Sie diesen Punkt auf dem vor Ihnen liegenden Unterschriften-Pad mit Ihrer Unterschrift zu bestätigen.“

3. **Wo sollten die Informationen über das Ausfallhonorar zu finden sein?**

Mehr ist hier besser! Neben dem Passus über das Ausfallhonorar im (digitalen) Behandlungsvertrag sollten Sie die Informationen zur Terminabsage auch auf Ihren (digitalen) Terminzetteln, auf Ihrer Internetseite sowie bei Terminvereinbarungen am Telefon kurz erneut erwähnen („Bitte denken Sie an unsere 24-Stunden Regel bei Absagen oder Nichterscheinen“), damit Sie Ihrer „Aufklärungspflicht“ gerecht werden. Hier seien Sie bitte so konkret wie möglich, denn wie bereits beschrieben gilt es den Nutzen und somit das „Warum“ zu erklären.

Wenn Sie diese 3 Punkte befolgen, dann können Sie auch mit gutem Wissen und Gewissen ein Ausfallhonorar erheben und konsequent durchsetzen. So können Sie den Stress im Praxisalltag sowie den finanziellen Schaden deutlich reduzieren.

Was ist zu tun?

Wenn Sie in Ihrer Praxis noch keine Ausfallhonorar-Regelung eingeführt haben oder diese nicht optimal kommunizieren und konsequent durchsetzen, dann sollten Sie dies schnellstmöglich nachholen. Wenn Sie Hilfe dabei brauchen, sprechen Sie mich gerne an. Wir finden einen Weg, der zu Ihnen und Ihrem Unternehmen passt.

Digitalisierung und geführte Strukturen im Praxismanagement

Die Rezeption ist das Herzstück einer jeden Praxis. Und ebenso wie Sie bei Ihrem Herzen darauf achten sollten, es nicht zu oft und zu lange hohem Stress auszusetzen, so sollten Sie auch Ihre Rezeption vor zu viel Stress schützen. Doch das sieht in vielen Praxen leider oft anders aus. Grund dafür sind neben dem Wust an Papierkram sowie der Masse an Aufgaben auch die fehlende einheitliche Leistungskommunikation und Struktur an der Rezeption. Doch das ist keineswegs die Schuld der Rezeptionskräfte! Diesen Schuh muss sich der Unternehmer anziehen! Mit diesen 4 Tipps lässt sich jede Rezeption nachhaltig stressfreier aufstellen und die Leichtigkeit sowie Freude an der Arbeit kehrt auch bei Ihren Mitarbeitenden an der Rezeption – den wahren „Praxismanagern" – wieder zurück.

1. Digitaler Behandlungsvertrag und Datenschutz

Zur übersichtlicheren Gestaltung eines Arbeitsplatzes hilft es ungemein, Papier zu reduzieren. Stellen Sie sich mal vor, jede E-Mail ginge bei Ihnen per Post ein. Dann würden Sie bei all diesem Papierkram an Ihrem Schreibtisch auch irgendwann nicht mehr wissen, wo Ihnen der Kopf steht. An der Rezeption ist das genauso! Weniger Papier sorgt für einen stressfreieren Arbeitsplatz. Und das fängt beim Terminbuch an und führt bis hin zum Behandlungsvertrag. Ein digitales Terminbuch haben mittlerweile alle modernen Physiotherapiepraxen. Der Behandlungsvertrag ist jedoch noch nicht in allen Physiotherapiepraxen zum Standard geworden. Und wenn doch, dann ist der Behandlungsvertrag in deutschen Physiotherapiepraxen „nur" ein Stück Papier, welches dem Patienten in die Hand gedrückt wird. Digitalisierung und insbesondere eine optimale Aufklärung sieht anders aus.

Doch auch ein Tablet, dass den Behandlungsvertrag abbildet und dem Patienten in die Hand gedrückt wird, hat nur vermeintlich die Vorteile der Digitalisierung genutzt. Denn oftmals überfliegen die Patienten diese Art der Kommunikation nur – so wie bei einem Stück Papier – und setzen einfach Ihre Unterschrift drauf. Der Patient ist am Ende dann genau so schlau wie vorher.

Die Folgen für das Praxisteam

Kennen Sie das? Dem Patienten ist das Ausfallhonorar auf einmal fremd? Die PKV-Preise waren nicht bekannt und es gibt Ärger aufgrund der Erstattungsprobleme? Oder hat Ihr Patient wieder nicht von der Möglichkeiten Ihrer Trainingstherapiefläche erfahren oder der Option der zusätzlichen Behandlungszeit? Alles Ärger, den man vermeiden möchte! Doch es gibt eine Lösung! Sie müssen als Praxis Eigenverantwortung übernehmen und Ihre Kommunikation steuern.

Optimale Aufklärung mit digitalem Behandlungsvertrag

In einem modernen Behandlungsvertrag sind Themen wie Ausfallhonorare, Terminpünktlichkeit, Regelungen für die Zuzahlung bzw. die Auflistung der Honorarsätze und das Thema Datenschutz geklärt. Alles wichtige Punkte, damit es für Sie hinter heraus nicht zu Stress führt. Bei einer optimalen Aufklärung bekommt der Patient diese Punkte mit den wichtigsten Informationen digital auf einem Display an der Rezeption vor sich angezeigt und bestätigt nach kurzer Aufklärung durch die Rezeptionskraft jeden Punkt per digitaler Unterschrift. Je nach Wunsch erhält der Patient den Behandlungsvertrag dann entweder per E-Mail oder – im Notfall – als Ausdruck. Natürlich dauert dieser Prozess zwei Minuten, jedoch gibt es dann keine Unklarheiten mehr.

Optimale Aufklärung per Video-Terminal

Es geht natürlich auch noch leichter und noch automatischer. Die gesamte Aufklärung Ihres Behandlungsvertrags erfolgt dann vollumfänglich an einem Touchscreen per Videobotschaften: Ob Zuzahlung, Privatpreise oder Umgang mit Terminabsagen – Ihre individuelle Videobotschaft informiert Ihre Patienten. Jeder Punkt der Aufklärung wird auch dabei mittels Unterschriftenpad bestätigt. Der Behandlungsvertrag kann sich der Patient am Ende als Mail zuschicken oder ausdrucken. Maximale Entlastung für die Rezeption, da dieser Prozess nicht von der Fachkraft begleitet werden muss und in der Zwischenzeit andere Aufgaben erledigt werden können. Außerdem stellen Sie als Praxisinhaber so sicher, dass die Aufklärung immer gleich stattfindet.

Mehrsprachigkeit durch digitale Systeme

In der Physiotherapie werden wir immer häufiger mit Sprachbarrieren konfrontiert. Solche Videoterminals schaffen auch dabei Abhilfe: Die einzelnen Punkte des Behandlungsvertrags werden auf Knopfdruck per Videobotschaft in Deutsch, Englisch, Türkisch, Russisch oder Spanisch wiedergegeben.

2. Aufteilung der Arbeiten in Front- und Backoffice

Wer einmal an der Rezeption gearbeitet hat, der weiß, dass ein ruhiges Arbeiten dort in den seltensten Fällen möglich ist. Entweder klingelt das Telefon oder der nächste Patient steht vor der Tür. Diese „Störfaktoren" erlauben in den meisten Fällen kein schnelles und insbesondere fehlerfreies Bearbeiten von Sachverhalten, wie bspw. die Vorbereitung für die Abrechnung. Gerade das Thema kann bei inkorrekter Erstellung Ihre Praxis viel Geld kosten. Demnach ist die Rezeption in ein Frontoffice und ein Backoffice zu gliedern. Die Frage lautet: Welche Aufgaben kann die Rezeption auch vorne an der „Front" erledigen, auch wenn Sie ggf. mal gestört wird – und welche Aufgaben benötigen so viel dauerhafte Konzentration, dass sie in einem separaten Raum (Verwaltungsbüro) ohne Ablenkung durchgeführt werden sollten? Ist diese Aufgabenaufteilung erst mal klar definiert, dann reduziert sich nicht nur die Anzahl der Fehler, sondern auch der Stresslevel an der Rezeption.

3. Digitale Rezeptannahme oder digitale Terminverschiebung

Wenn wir ehrlich sind, dann sind die Zeiten für viele Menschen schon längst vorbei, wo die priorisierte Kontaktaufnahme das Telefon und nicht die schnelle WhatsApp, iMessage oder Mail geworden ist. So ist der Lauf der Dinge und das lässt sich auch nicht mehr aufhalten. Also müssen Sie als moderne Praxis diesen Schritt mitgehen. Ermöglichen Sie Ihren Patienten eine digitale (Erst)Kontaktaufnahme. Hier gibt es viele Möglichkeiten, dies datenschutzkonform und für den Nutzer attraktiv abzubilden. Die Vorteile liegen auf der Hand:

a) Der Patient hat die Möglichkeit uns rund um die Uhr zu kontaktieren. Das führt dazu, dass der Andrang in den Öffnungszeiten – die sogenannten Stoßzeiten – abschwillt.

b) An der Rezeption kann agiert werden und es muss nicht direkt reagiert werden. Übermittelt ein Neupatient sein Rezept auf den dafür vorgesehen Wegen digital an Sie oder ein Bestandspatient äußert eine Terminabsage, dann haben Sie den Vorteil, dass Ihre Rezeption diesen Sachverhalt in aller Ruhe prüfen kann, Termine raussucht und den Patienten dann – von mir aus auch telefonisch – kontaktiert, wenn sie „die Luft" dafür hat.

c) Es werden weniger Fehler passieren, da die gesteuerte digitale Übermittlung eines Rezeptes oder die Absage von Terminen über ein digitales Absageformular... protokolliert ist und alle wichtigen Informationen erhält, die sie für eine korrekte Bearbeitung benötigen.

Das sollen nur mal ein paar Fürsprecher dafür sein, warum Sie dringend überlegen sollten, ob die Kontaktaufnahme per Telefon oder vor Ort wirklich noch Ihre favorisierten Kommunikationswege sein sollten.

4. Priorisierung der Anruf-Durchstellung

Ich habe schon viele Physiotherapiepraxen bei Ihrer Gründung und Optimierung unterstützt. Dabei überraschen mich gerade die besonders jungen Physiotherapeuten immer wieder mit frischen Ideen. Eine davon möchte ich Ihnen hier mal kurz beschreiben: Die Praxis hat ein Anrufannahme-System vor der direkten

Durchstellung an die Rezeption geschaltet. Eine nette Stimme sagt mir jetzt: „Herzlich willkommen in der Physiotherapie XY. Wenn Sie ein Bestandspatient sind und einen Ihrer gebuchten Termine verschieben möchten, dann drücken Sie die 1. Wenn Sie ein Neupatient sind und ein Rezept einreichen möchten, dann drücken Sie die 2."

Vorteil des Anrufannahme-Systems ist die geschickte Aufteilung der Patienten und damit die Entlastung der Rezeption: Die Neupatienten werden direkt an die Rezeption durchgestellt, die Bestandspatienten sprechen auf den Anrufbeantworter. Den Anrufbeantworter hört jetzt das Frontoffice - oder auch Backoffice - in der nächstmöglichen „ruhigeren Zeit" ab und kümmert sich um die Terminverschiebungen. Damit können die Mitarbeitenden bei der Terminverschiebung bewusst agieren und müssen nicht immer erst reagieren. Die Neupatienten werden dagegen direkt an die Rezeption weitergeleitet und landen somit umgehend beim Mitarbeiter und nicht auf dem Anrufbeantworter. So klingelt das leider doch häufig im Ablauf störende Telefon nur dann, wenn es wirklich wichtig ist, und die Empfangskraft kann direkt das Gespräch annehmen.

Warum man nicht beide Anrufer-Typen direkt aufs Band schicken sollte? Ein Neupatient spricht ggf. nicht gerne aufs Band, sondern ruft lieber woanders an und versucht sein Glück dort. Er hat noch keine Bindung zu Ihnen und Ihrer Praxis. Ein Bestandspatient wiederum akzeptiert auch einen Rückruf – er ist schließlich oft genug mit Ihnen vor Ort im direkten Kontakt. Außerdem kann sich das Backoffice bei Terminabsagen dann schon vorher Gedanken machen, welche Alternativtermine im Kalender für den Patienten frei sind, womit der Prozess für beide Seiten schneller, stressfreier und unkomplizierter ist. Wirklich sinnvoll ist dieser Prozess allerdings nur dann, wenn Ihre Praxis das Ausfallhonorar konsequent durchsetzt. Ansonsten kosten Ihnen nicht direkt abgehörte Terminverschiebungen innerhalb der nächsten 24 Stunden zu viel Geld, da dann das Zeitfenster zur Lückenfüllung immer kleiner wird.

Was bedeutet das für Sie?

Auch wenn noch gar keine Rede von anderen Innovativen Ideen – wie vom Erstkontakt per WhatsApp-Chatroboter – war, soll hier erst mal ein Fazit gezogen werden. Sie haben einen ersten Einblick darin erhalten, wie sich eine moderne Rezeption mit ein paar kleinen Hilfsmitteln und Umstrukturierungen stressfreier gestalten lässt. Natürlich möchte ich hier nichts verallgemeinern, da jede Therapiepraxis einzigartig ist und unterschiedliche Voraussetzungen mit sich bringt. Nichtsdestotrotz bin ich mir sicher, dass auch bei Ihnen an der Rezeption einiges optimiert werden kann. Falls Sie dabei Unterstützung brauchen, stehe ich Ihnen mit meiner Erfahrung gerne mit Rat und Tat zur Seite.

AN DER PREISSCHRAUBE DREHEN

Erhöhen Sie Ihre Privat-Preise: Sie sind es wert!

Kein Thema blieb in den deutschen Therapiepraxen so lange unberührt wie die Preise für Privatpatienten. Sind sie erst einmal festgelegt, traut man sich kaum noch diese (so unglaublich wichtige) Stellschraube nach oben zu drehen. Aber warum ist das so? Weil wir Angst vor „Reibung" mit dem Patienten haben? Weil wir uns schämen, über Geld zu sprechen? Oder sind wir es uns nicht wert?

In Ihrem Kopf haben Sie ein schlafendes Monster erschaffen, dass Sie nicht wecken möchten. Wir beschweren uns alle über die nicht angemessenen Preise der GKV, doch trauen uns selbst nicht, angemessene Privatpreise zu verlangen. Weshalb es jedoch Ihre Pflicht als Unternehmer ist, Ihre Privatpreise zu überprüfen und es gleichzeitig entscheidend für die Mitarbeitergewinnung und -bindung ist, diese angemessen und gerecht zu gestalten, erfahren Sie nun.

Warum sollte ich meine Privatpreise anheben?

Weil es mit „Wertschöpfung" und insbesondere mit „Wertschätzung" verbunden ist.

Rollen wir das Ganze einmal von hinten auf: Eines der größten Probleme in unserer Branche ist der Mangel an Therapeuten. Doch dieser kommt nicht von irgendwoher. Die hohen Kosten für die Aus- und Weiterbildung, die engen Rahmenbedingungen, die uns die Krankenkassen auferlegen, aber auch das an sich „sehr anstrengende Handwerk" machen den Beruf bis zu einem gewissen Grad unattraktiv. Hinzu kommt die Abhängigkeit der gesetzlichen Krankenkassen, denn sie entscheiden über die Preise bzw. die Entlohnung unserer Arbeit. Wie hoch mein Stundenumsatz und somit auch, wie hoch die Bezahlung meiner Therapeuten sein kann, liegt bei diesen Spielregeln zum Großteil nicht in meiner Hand. Paradox wird es insbesondere dann, wenn ich für eine Leistung wie der Manuellen Lymphdrainage, wofür ich kostspielige und langwierige Fortbildungen absolvieren muss, im Minutenpreis schlechter entlohnt werden als bei einer Krankengymnastik! Dadurch bin ich stark fremdbestimmt. Zumindest wenn ich Patienten der gesetzlichen Krankenkassen behandle – und dieser Anteil liegt meiner Erfahrung nach im bundesweiten Durchschnitt bei ca. 80 %. Die Privatpreise sind für Sie als Unternehmer in einer Physiotherapie eine enorm wichtige Stellschraube, um das Gehalt Ihrer so fleißigen Mitarbeiter angemessen und gerecht zu gestalten oder auch um Rücklagen für das Unternehmen aufzubauen.

Woher kommt das Problem?

Wenn wir über angemessene und gerechte Privatpreise sprechen, sollte Ihr Blick nicht zu den anderen Therapiepraxen in Ihrer Umgebung wandern. Sie bieten keinen verlässlichen Anhaltspunkt, denn diese Praxen haben sich sicherlich auch einfach nicht getraut, die Preise für PKV-Patienten an die stetigen Kostenentwicklungen, an die aktuelle Marktlage sowie an die notwendige Wertschätzung anzupassen. Deshalb sind die Privatpreise bei vielen Physiotherapien so niedrig geblieben. Dadurch ist die prekäre Schieflage der deutschen Privatpatientenpreise entstanden. Wir können festhalten, dass dies ein hausgemachtes Branchenproblem ist. Schaut man einmal rüber zu den Stundensätzen von Heilpraktikern oder Personaltrainern, so findet man hier schnell Angebote zwischen 90-150 € pro Stunde. Bitte verstehen Sie das ohne Wertung, sondern lediglich als Denkanstoß. Fragen Sie sich doch einmal selbst: Wann habe ich das letzte Mal meine Privatpreise spürbar angehoben? Die einzigen Gewinner der derzeitigen PKV-Preispolitik sind die Krankenkassen, die Ihre „Vergütungspolitik" nicht überdenken müssen oder der Patient, der bei 20 Minuten Therapie ähnliche Kosten erwartet, wie bei einem kurzen Herrenhaarschnitt. Die großen Verlierer dieser „Discounter Preispolitik" sind Sie als Unternehmer, Ihre Mitarbeiter und am Ende die Attraktivität des Berufsstandes.

Was bedeutet angemessen und gerecht?

Wenn ich von einer angemessenen und gerechten Ausgestaltung von Privatpreisen spreche, dann rede ich vom 1,8-fachen Kassen-Satz. Warum den 1,8-fachen Satz? Dieser stellt aufgrund der bereits in den vorangegangenen Kapiteln erwähnten prozentualen Verteilung von GKV zu PKV-Patienten eine der wenigen Möglichkeit dar, Ihre Therapeuten angemessen oder sogar überdurchschnittlich gut zu entlohnen. Möglicherweise wurden Sie als selbst als Privatpatient bei Ihrem Arzt ja schon damit konfrontiert. Oftmals berechnen Ärzte bei Privatpatienten den Regelhöchstsatz der Gebührenordnung, welcher bei persönlichen Leistungen der 2,3-fache Satz ist und bei medizinisch-technischen Leistungen der 1,8-fache Satz. Deshalb ermutige ich Sie, es Ihren werten „Zulieferern" gleichzutun.

Was bedeutet das in der Praxis?

Nehmen wir den GKV-Preis von 27,80 € für eine Krankengymnastik (KG). Ihr PKV-Preis für die KG müsste folglich mit dem 1,8-fachen Satz bei ungefähr 50,04 € liegen. Jetzt werden einige von Ihnen den Mund nicht mehr zu bekommen. Das ist jedoch mein voller Ernst. Mit ihren möglichen Einwänden komme ich Ihnen zuvor, denn sie werden mir immer wieder entgegengebracht:

1. „Aber das ist doch unfair! Die Preise sind somit viel höher als bei einem GKV-Patienten und das bei denselben Leistungen."

Da haben Sie vollkommen recht. Aber dann muss ich Ihnen folgende Gegenfrage stellen: Empfinden Sie die GKV-Preise von 27,80 € für eine KG gerechtfertigt? Bestimmt nicht!

Würden Sie die GKV-Preise selbst bestimmen können, so würde Ihnen jeder Ihrer Bekannten und Freunden eindringlich raten, diese Leistungen höher zu bepreisen.

2. „Aber die Patienten bekommen ja keine 100-prozentige Erstattung des Preises!"

Ja, das mag bei vielen Patienten zutreffen. Jedoch ist es wie bei jeder anderen Versicherung auch: Je mehr Risiko ich im Schadensfall abgeben möchte, umso höher gestaltet sich meist mein monatlicher Versicherungsbeitrag. Wenn ich monatlich Geld sparen möchte, nehme ich einen höheren Eigenanteil bei Inanspruchnahme meiner Versicherungsleistungen in Kauf. Aus diesem Grund liegt es in der Eigenverantwortung eines jeden Privatpatienten die eigene Versicherung auf die individuelle Inanspruchnahme zu prüfen. Dies ist keineswegs Ihr Problem! Sie müssen sich die Wertigkeit Ihrer eigenen Leistungen bitte vor Augen halten. Und ich kann Ihnen sagen: So lange es keine Nachfrage (keinen „Druck") seitens der Patienten zu den Versicherungen gibt, werden diese auch nichts an Ihrer „Kostenübernahme-Politik" verändern.

3. „Aber für die Beihilfe-Patienten muss ich doch andere Privatpreise nehmen, da hier der Beihilfe-Satz für die Kostenübernahme festgeschrieben ist."

Nein, das müssen Sie nicht. Die Beihilfe ist eine interne Verwaltungsanweisung, die das Verhältnis des Staates als Arbeitgeber zu seinen Beamten regelt. Der Beihilfe-Satz ist ein „Zuschuss" für den Beamten, den der Staat seinem Arbeitnehmer höchstens hinzugibt. Für Sie als Praxis hat er keine Relevanz, also ist der Patient für Sie einfach nur „privat versichert". Also behandeln Sie bitte auch alle privat Versicherten gleich und machen hier keine Unterschiede.

4. „Was ist, wenn mir dann Privatpatienten verloren gehen? Und habe ich dann nicht einen finanziellen Schaden?"

Wenn Ihre günstigen Preise das Einzige sind, was diese Patienten bei Ihnen hält, dann dürfen sich diese Patienten ruhig eine andere Praxis suchen. Und ob Sie dann einen finanziellen Schaden haben, hängt von zwei Punkten ab:

1. Wie hoch sind derzeit Ihre Privatpreise?
2. Wie viele Patienten gehen wirklich?

Sind Ihre derzeitigen Privatpreise nicht hoch genug, dann macht es oft auch keinen großen Unterschied, ob Sie nun den ein oder anderen Privatpatienten weniger haben und dafür dann einen GKV-Patienten behandeln. Aber Sie sollten auch nicht an die Patienten denken, die Ihre Preise gegebenenfalls dann nicht mehr akzeptieren, sondern an diejenigen, die damit einverstanden sind. Und an jeden neuen Privatpatienten, der sich in Zukunft zu den neuen Preisen bei Ihnen behandeln lässt und die alten Preise sowieso nicht kennt. Denn gerade durch diese Patienten, denen Ihre Leistung auch etwas wert ist, erwirtschaften Sie die finanziellen Ressourcen, die Sie und Ihre Mitarbeiter mehr als nötig haben!

Was sollten Sie nun tun?

Selbstverständlich möchte ich mit den überspitzten Schilderungen provozieren und Sie zum Nachdenken anregen. Dass die Erhöhung der Privatpreise in der Praxis funktioniert und auf Verständnis stößt, erlebe ich jeden Tag in den von mir begleiteten Physiotherapien. Also seien Sie mutig! Und wenn ich Ihnen bei der Umstellung behilflich sein kann, freue ich mich von Ihnen zu hören!

Warum eine Beitragsregulierung für Ihre Mitgliederverträge wichtig ist

Jeder kennt sie bei Versicherungen, bei den Energiekosten, bei Handy- oder Internetverträgen oder aus Mietverträgen: die Beitragsanpassung bzw. Beitragsregulierung. Warum eine Beitragsregulierung bei Ihren Mitgliedern im Trainingsbereich eine wichtige Stellschraube ist, um Ihr Unternehmen wettbewerbs- und sogar überlebensfähig zu halten, lesen Sie hier.

Die vielen Krisen in der jüngeren Vergangenheit haben uns gelehrt, wie wichtig ausreichend Rendite und finanzielle Rücklagen für ein Unternehmen sind, wenn der Markt nicht vorhersehbar ist und die Kosten explosionsartig steigen. Aus diesem Grund möchte ich Ihnen eine wichtige finanzielle Stellschraube für Ihre gesamte unternehmerische Zukunft mit auf den Weg geben: die Beitragsregulierung für Ihre Mitgliedsbeiträge. Dabei unterscheiden wir zwei Arten: Die einmalige Beitragsregulierung zum Ende der Erstlaufzeit und die ratierliche Beitragsregulierung in der Folgelaufzeit.

1. Einmalige Beitragsregulierung nach Erstlaufzeit

Das „Gesetz für faire Verträge" (Verbraucherschutz) hat zum 01.03.2022 bewirkt, dass sich Ihre ab dann abgeschlossenen Mitgliederverträge nach der Erstlaufzeit monatlich kündbar sind. Die Folge: Als Unternehmer tragen Sie nach der Erstlaufzeit ein viel höheres unternehmerisches Risiko. Denn vor dieser Gesetzesänderung durfte sich ein 24-monatiger Vertrag bspw. noch um 12 Monate verlängern und hat Ihnen so eine bessere kalkulatorische finanzielle Sicherheit verschafft.

Was können Sie tun?

Nehmen wir an, Sie bieten folgende Tarife an:

- 24 Monate für 70,- € monatlich
- 12 Monate für 85,- € monatlich
- 1 Monat für 100,- € monatlich

Diese Tarife haben Sie so kalkuliert, weil Sie wissen, dass Sie einem Mitglied ein besseres preisliches Angebot machen können, je länger es sich bindet, da sie weniger Risiko tragen.

Ein Mitglied entscheidet sich also für die günstigste Mitgliedschaft von 24 Monaten und zahlt 70 € im Monat. Nach 24 Monaten hat er jedoch immer noch den günstigsten Beitrag, hat jedoch eine monatliche Kündigungsfrist. Schlecht für Sie, denn Sie tragen nun das maximale Risiko bei gleichem Beitrag.

Sinnvoll wäre es, wenn Sie mit dem Mitglied vereinbaren, dass sich nach der Erstlaufzeit der Beitrag von 70 € auf 100 € erhöht, da das Mitglied dann den Benefit der monatlichen Kündigungsfrist genießt – quasi eine 1-monatliche Mitgliedschaft hat.

Möchte das Mitglied in der monatlichen Kündigungsfrist bleiben, bekommen Sie Ihr höheres Risiko bezahlt. Möchte das Mitglied jedoch nach der Erstlaufzeit weiterhin für die günstigen 70 € trainieren, hat das Mitglied die Möglichkeit den Vertrag zu kündigen und sich erneut mit einer 24-monatigen Mitgliedschaft den günstigen Beitrag zu sichern. So entscheidet der Kunde, was ihm wichtiger ist und Sie befinden sich wieder in Ihrem eigens definierten finanziellen Spielraum.

Ein alter Hut?

Natürlich ist die einmalige Beitragsregulierung nicht neu, denn Sie kennen es von den Internetriesen wie Vodafone oder Telekom. Mit dem Unterschied, dass diese Giganten meist schon während der Erstlaufzeit den Beitrag erhöhen. „Dein 24-monatiger Kabel-Internet-Tarif für nur 19,99 € pro Monat. Ab dem 10. Monat 64,99 € monatlich." oder „Der 24-monatige Tarif kostet in den ersten 6 Monaten 19,95 €/Monat, danach 42,95 €/Monat." heißt es dann so oder so ähnlich auf der Website.

2. Ratierliche Beitragsregulierung in der Folgelaufzeit

Bei der ratierlichen Beitragsregulierung vereinbaren Sie vertraglich bei jedem neuen Mitglied eine vordefinierte Beitragserhöhung zu einem gewissen Satz nach einer festgeschriebenen Zeit. Nehmen wir als Beispiel eine 2,6-prozentige Anpassung des Mitgliedsbeitrags alle 12 Monate. Das bedeutet:

Frau Müller entscheidet sich am 1. Januar für eine Mitgliedschaft bei Ihnen zu einem Preis von monatlich 70,- €. Frau Müller wird nun in der Beratung darüber aufgeklärt, dass es im Vertrag eine ratierliche Beitragsregulierung gibt und sich alle 12 Monate ihr Beitrag um 2,6 % erhöht. Somit zahlt sie ab dem 1. Januar des nächsten Jahres einen Beitrag in Höhe von 71,82 € und ab dem 1. Januar des übernächsten Jahres einen Beitrag in Höhe von 73,69 €. Und so weiter.

Es gibt viele verschiedene Ausprägungen für eine sinnvolle Beitragsregulierung (nach X Monaten, um X % oder um X €), aber der Einfachheit halber möchte ich hier die 2,6%ige Anpassung alle

12 Monate als Beispiel nehmen, denn dies entspricht ungefähr der durchschnittlichen jährlichen Inflationshöhe in den letzten 60 Jahren.

Notwendig aufgrund des „Preisverfalls"

Nehmen wir mal Folgendes an: Sie haben im Jahr 2014 Ihre Trainingsfläche eröffnet. Eine Mitgliedschaft kostete 59 € im Monat. Sie haben im ersten Jahr 100 Mitglieder gewonnen. 10 Jahre vergehen, es ist 2024, und von den 100 Mitgliedern sind noch 50 Mitglieder geblieben. Diese 50 Mitglieder zahlen dann aber immer noch einen Monatsbeitrag von 59 €.

In den 10 Jahren gab es jedoch eine Inflation (Geldentwertung) in Höhe von ca. 21 %. Die damaligen 59 € Mitgliedsbeiträge müssten im Jahr 2024 eigentlich bei 71,39 € liegen, damit sie für Ihr Unternehmen in 2024 den gleichen Wert haben. Doch das tun sie nicht. Warum? Weil Sie keine Beitragsregulierung vorgenommen haben. Somit haben Sie einen Wertverfall von 21 % in Kauf genommen. Als Unternehmer geraten sie damit in gefährliches Fahrwasser, denn Ihre Rendite schrumpft von Jahr zu Jahr. Sie können den Gehaltswünschen Ihrer Mitarbeitenden nicht nachkommen und Ihnen fehlen Rücklagen für Investitionen. Davor schützen bzw. diesen Effekt abmildern kann die ratierliche Beitragsanpassung.

Ps.: Natürlich sollten Sie auch Ihre Neukundentarife jedes Jahr mindestens um die Höhe Ihrer Beitragsregulierung (z.B. 2,6%) anpassen, um ein ähnliches Preisniveau zu halten.

Kommunikation ist das A&O

Damit Ihr Neukunde eine ratierliche Beitragsregulierung versteht und akzeptiert, muss er im Beratungsgespräch optimal über die ratierliche Beitragsregulierung des Vertrags aufgeklärt werden. „Frau Müller, damit wir die Qualität, die Sie hier heute vorfinden, auch in Zukunft noch weiterhin aufrechterhalten und auch stetig verbessern können, haben wir eine moderate Beitragsregulierung in Höhe von 2,6 % alle 12 Monate eingeführt. Die genaue Tarifentwicklung sehen Sie hier in Ihrer Mitgliedschaft." Dann muss, wie angekündigt, diese beschriebene Beitragsentwicklung auch in der Mitgliedschaft korrekt angezeigt werden. Es gilt also maximale Transparenz vor dem Mitgliedschaftsabschluss.

Zusammenfassung: Was ist zu tun?

Aktuelle Tarife: Sie müssen Ihre aktuellen Tarife für Neukunden prüfen. Erwirtschaften Sie damit im Jahr 2025 noch ausreichend Rendite? Haben Sie die Preise für Ihre Neukunden in den letzten Jahren erhöht? Wenn nein, dann wird es Zeit!

Bestandsmitglieder: Eigentlich müssten Sie die bestehenden Beiträge der Kunden, die schon sehr lange bei Ihnen sind und immer noch regelmäßig trainieren, auf ein neues Beitragsniveau setzen, welches Ihnen wieder den notwendigen Ertrag bringt. Natürlich gibt es bei einer solchen außerordentlichen Beitragsregulierung dann ein Recht auf Sonderkündigung, aber Sie können es ja auch optional machen. Ich weiß aus Erfahrung, dass einige Menschen bereit sind einen angemessenen Preis zu zahlen, wenn die Leistung stimmt.

Vertragsmodalitäten: Sie müssen bei Ihren aktuellen Mitgliedschaftsvereinbarungen eine Beitragsregulierung einbauen. Also lassen Sie sich beraten, wie diese sinnvoll in Ihre Mitgliedsverträge inkludiert werden kann.

Fazit

Ich weiß, dass die Zahlenwelt nicht jedermanns Lieblingsthema ist und es schwierig sein kann, mir bei diesem Thema auf dem Papier zu folgen. Jedoch müssen Sie sich damit beschäftigen, denn es bildet die (finanzielle) Grundlage Ihrer Unternehmung. Wenn ich Sie dabei unterstützen darf, freue ich mich, von Ihnen zu hören.

ERFOLG HAT DREI BUCHSTABEN: T-U-N

Und schon sind wir am Ende der Reise angelangt, auf denen Sie mir durch die Etappen eines erfolgreichen Physio-Unternehmers gefolgt sind. Jetzt stelle ich Ihnen noch eine letzte Frage:

Was nehmen Sie daraus für sich mit?

Selbstverständlich sind einige meiner Aussagen überspitzt formuliert, aber damit möchte ich Sie zum Nachdenken anregen. Gleichzeitig möchte ich keineswegs die Komplexität des Themas – insbesondere in Ihrer individuellen Situation – herunterspielen, denn alle Eventualitäten lassen sich auf ein paar Seiten nicht zu Papier bringen. Dennoch freue ich mich, wenn Ihnen mein Ratgeber erste Impulse gibt, sich selbst und Ihr Unternehmen zu hinterfragen und auf neue Wege zu bringen. Falls Sie Hilfe dabei benötigen, stehe ich Ihnen selbstverständlich mit Rat und Tat zur Seite.

Ich freue mich, von Ihren (Erfolgs-)Geschichten zu hören und berichte Ihnen bald wieder Neues aus meinem Praxisalltag.

Ihr Marco Kämmerling

Widmung

Für meinen Vater & meinen Onkel: Dank euch stehe ich heute da, wo ich bin.

Für meine Mutter: Dank dir bin ich heute der, der ich bin.

Für meine Frau: Durch dich darf ich sein, wer ich bin.

Für meine Kinder: Ihr seid der Grund, warum ich bin.

Für meine Großeltern: Immer für mich da, egal wie ich bin.

Für meinen Freunde: Kind sein, wann immer ich mit euch bin.

Für das KWS-Team & die KWS-Gemeinschaft: Für ein besseres Morgen in der Therapie.